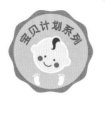

宝贝计划系列

产后瘦身全攻略

主编 徐 萍 贾清华

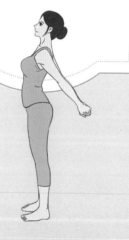

 中国健康传媒集团

中国医药科技出版社

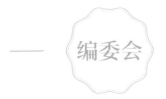

编委会

主　编　徐　萍　贾清华

编　委（按姓氏笔画排序）

于国锋　于富荣　于富强　于福莲　王春霞

王勇强　李思博　肖兰英　宋瑞勇　张运中

张秀梅　陈文琴　周　芳　周　婷　高明超

黄　胜　曹烈英　韩珊珊

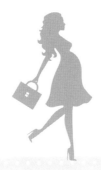

内容提要

当新妈妈听到孩子的第一声啼哭，看到孩子的第一眼，一定觉得就算自己变成"肥婆"也是值得的。但是，当冷静下来对着镜子里的自己，看着眼前这"饼脸""塌胸""水桶腰""肥臀""大象腿"的丑妈妈，一定开始怀念昔日那个身材窈窕的自己了吧？

《产后瘦身全攻略》帮你重塑窈窕身材。本书分为七章，即做好重塑窈窕的准备、不同身体部位的针对塑形方法、产后瘦身必须吃的营养食物、产后瘦身饮食小诀窍、产后瘦身运动、产后瘦身沐浴、"中医"产后瘦身。本书结合了饮食、运动、中医等方法，让新妈妈科学地进行产后瘦身，书中各法简单易行，实用安全。

因此，为了能做一位完美辣妈，为了拥有令人羡慕的"S"形曲线，新妈妈一定要有本书相伴！

前言

经历了十月怀胎的艰辛之后，新妈妈们怀着激动和不安的心情迎来了可爱的宝宝，可是在享受初为人母喜悦的同时，新妈妈是不是也发现自己发生了巨大的变化呢？当冷静下来对着镜子里的自己，看着眼前这"饼脸""塌胸""水桶腰""肥臀""大象腿"的丑妈妈，一定开始怀念昔日那个身材窈窕的自己了吧？

为了找回自己的美丽，新妈妈们往往已经开始心急地寻找各种瘦身方法了。可是，产后瘦身并不是一件简单的事情，坚持不了、习惯难养成、管不住嘴、容易反弹等等，都会让新妈妈的减肥努力归于失败。虽然现今的减肥药、减肥器械层出不穷，可真正能带来实际帮助的却不多。如果盲目采用不科学的减肥方法，即便瘦身的目的暂时达到了，却会大大损害健康，严重影响新妈妈的产后身体康复，甚至会带来严重的不良后果。

如果美是要以健康作为代价，那么就太不值得了。新妈妈需要的是既健康又安全有效，还省时省力的瘦身方法，能够让妈妈在照顾宝宝、打理家务、外出工作的忙碌中还有可能抽出空闲并坚持下去的瘦身方法。

　　为此，我们精心编撰了这本《产后瘦身全攻略》，将帮助新妈妈梦想成真，重塑窈窕身材。本书分为七章，即：做好重塑窈窕的准备，不同部位的不同瘦身法，产后瘦身需要吃的营养食物，产后瘦身的饮食方法，产后瘦身运动，产后瘦身沐浴，"中医"产后瘦身知识等。本书结合了饮食、运动、中医等方法，让新妈妈能够科学地进行产后瘦身，书中各法简单易行，实用安全。

　　通过本书介绍的方法，新妈妈可能会发现瘦身原来可以这么轻松。只要能够坚持下去，新妈妈就不必再望"肉"兴叹。本书将帮助新妈妈瘦得简单、健康，真正实现与美丽的轻松邂逅！

编者

2018 年 3 月

目录

新妈妈，你做好重塑窈窕的准备了吗

针对不同身体部位的塑形方法

Chapter 3

产后瘦身需要吃的营养食物

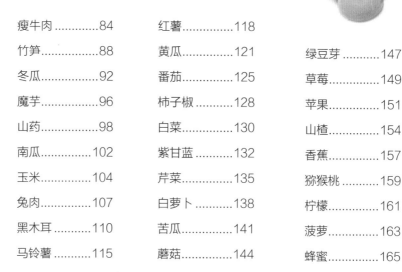

Chapter 4

产后瘦身的饮食小诀窍

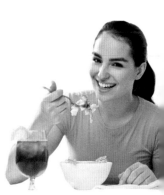

Chapter 5

产后瘦身最离不开的是运动

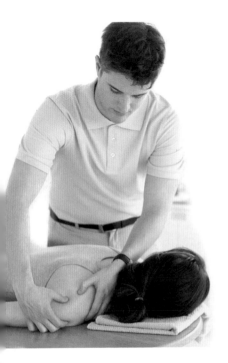

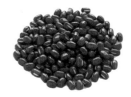

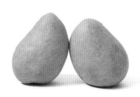

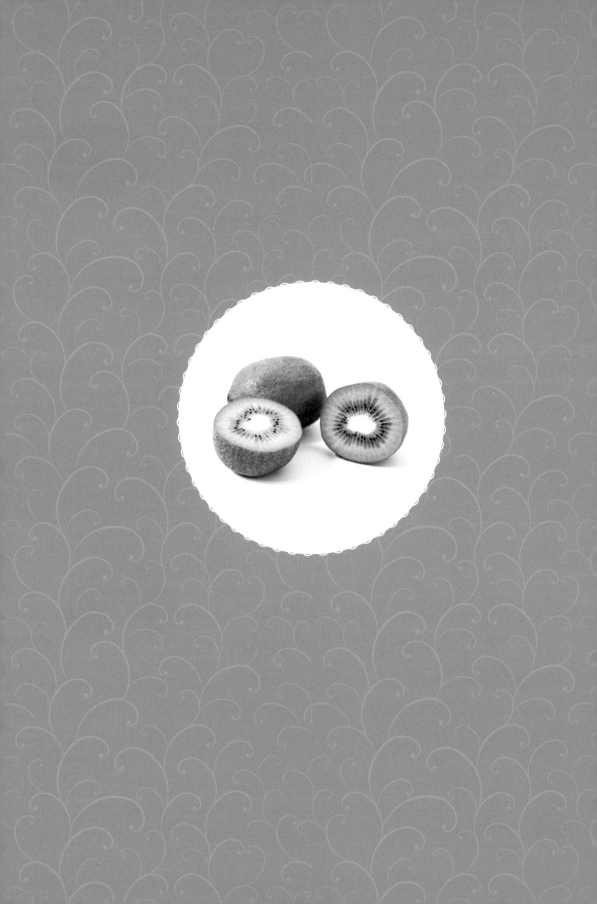

新妈妈，
你做好重塑窈窕
的准备了吗

为什么会出现"产后肥胖"

有些身材窈窕的女性，经过妊娠、分娩之后，身材逐渐发胖，失去了往昔的风韵。

通常，产后新妈妈的体重超出正常范围20％~50％，医学上就称之为生育性肥胖。生育性肥胖不仅会给爱美女性带来烦恼，还会对新妈妈的健康造成很大影响，常会让新妈妈出现食欲不振、四肢无力、生殖器官恢复缓慢等不适。

产后肥胖的原因

1 因为妊娠过程引起下丘脑－性腺功能暂时紊乱，尤其是脂肪代谢失衡。

2 由于我国传统"坐月子"的习惯，产后第1个月，新妈妈为了哺乳，要吃下大量的高脂肪、高蛋白质食物，导致摄入的营养量远远超过了本身所需的量，而几乎没有体力活动的状态又大大减少了能量消耗，最终造成脂肪大量堆积在体内。

3 正常妊娠期间，胎儿的重量、羊水、血容量及细胞间液的增加，子宫和乳房的增大等都导致了体重的增加，生理性体重可以增加15千克左右。

中医认为　产后肥胖最大的原因就是"宗筋松弛"。宗筋，为全身筋之所主。《内经》中有记载："肝，之合筋也，其充在筋，以生血气。"肝经过阴器而抵小腹，腹部两旁都属肝经，肝虚则腹肿，也就是腹部肥胖。在怀胎十月的过程中，腹腔必须承受很大的重量。肝虚则筋膜无力，在生完小孩之后，整个腹部会像没有弹性的橡皮筋。不但腹部，连子宫、阴道都会失去原有的紧张与弹性。所以产后肥胖也是以腹部脂肪堆积的状况最多，尤其在产后3个月内最为明显。

产后肥胖不仅"损美"还"损健康"

会使

产后肥胖会使新妈妈看上去身材走样、体态臃肿，严重影响形体的美感，而且发胖后还会出现怕热、多汗、易疲劳、下肢静脉曲张等问题，过度肥胖更会引起动作笨拙、行动不便，可能稍微活动就心慌气短，以致影响正常生活。此外，肥胖还可能会引发很多慢性疾病，甚至会影响到寿命的长短。

导致

例如，肥胖会导致血脂异常，还可能增加脑血管病变的危险，还可能诱发高血压、血脂紊乱及糖尿病、脑出血、脑血栓等，甚至危及生命；肥胖会增加心脏的负荷，造成心脏损害，使心脏无法有效地泵血，可引起心脏功能衰竭、心绞痛甚至猝死；肥胖更可能引起骨性关节炎、痛风性关节炎等骨关节疾病，让肥胖者饱受膝关节、髋关节、手指关节疼痛的折磨；肥胖的女性罹患癌症的风险也在增大，因子宫内膜癌、乳腺癌、卵巢癌、直肠癌、结肠癌而死亡的概率也比正常体重的女性要高。

引起

不仅如此，肥胖还可能引起大脑损伤，造成智力缺陷。有研究显示，随着肥胖程度的加重和时间的加长，体内会分泌过量的激素，导致大脑组织损伤，使得那些体重超出正常范围的女性，智力会表现得不尽如人意，甚至有可能引发老年痴呆症等。

因此，有产后肥胖问题的新妈妈应当引起足够的警惕，要根据自己的具体情况推算出理想体重，然后，就从现在开始，为自己安排合理的减肥规划吧，将体重控制在理想范围，才能保证有健康的体魄，也才能真正地享有健康，享有美丽。

"坐月子"瘦身最合适

对于有产后肥胖问题的新妈妈来说，合理的瘦身计划越早进行越好。从"坐月子"的时候开始，就要注意摆脱缺乏运动及过度进补等不良生活习惯。如果能够坚持使用健康科学的瘦身方法，就有很大可能在产后6个月内逐渐恢复孕前的窈窕体态。

需要提醒的是，坐月子时的瘦身安排一定要非常慎重，不可急于求成，不仅要注意减脂减重，还要重视疏通经络、改善体质，否则"月子"没坐好，身体内分泌和器官功能就无法恢复到孕前的正常水平，反而会因内分泌失调、新陈代谢缓慢而影响体内潴留的水分排出，加重产后肥胖问题。

1　了解自己的体质情况

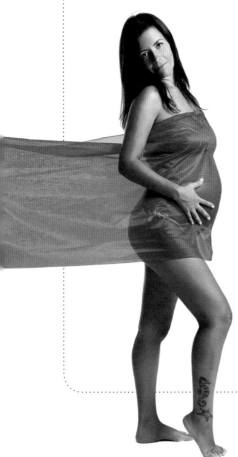

中医将人的体质分为9种，其中痰湿体质、湿热体质、气虚体质、阳虚体质都是容易发胖的体质，有产后肥胖问题的新妈妈可以先了解一下自己的体质，再"对症下药"，瘦身就可起到事半功倍的效果。比如发现面部皮肤油脂分泌过多、身体易出汗、晨起喉咙多痰、容易困倦，应该归为痰湿体质，瘦身要注意的重点就是健脾利湿、祛痰化浊。饮食上要避免肥腻、酸涩的食物，多吃些性甘味平的蔬菜、水果及有健脾利湿功效的食物如白萝卜、红小豆等。而湿热体质的妈妈可能会有粉刺、痤疮等面部肌肤问题，常会感到口干口苦、情绪容易急躁，爱发脾气。瘦身的重点是利湿清热，要少吃肥腻、过甜的食物和辛辣助热的胡椒、花椒等食物，同时还要适当食用一些凉性的食物，如黄瓜、薏苡仁等。

2 适当进行轻松、负荷小的身体运动

　　顺产的新妈妈生产后第二天基本就可以练习下床、慢慢走路，还可以在床上做轻轻抬腿、慢慢翻身、缩肛等运动，剖宫产以及生产时失血较多、有血压低等问题的新妈妈，应遵医嘱在身体能够承受的情况下，从产后第三天再开始慢慢下床走动。

　　产后一周，新妈妈回到家中后，可以在室内继续散步和做一些简单的家务。通过这些轻松的运动，能够促进全身血液循环顺畅，使母乳顺利流出，也可消耗多余的能量、促进脂肪分解，增加排便，还可帮助腹肌和骨盆肌肉复原。

　　至于强度较大、动作复杂、有难度的运动最好在产后2~3个月以后才开始进行，过早剧烈运动会影响子宫康复，并可引起出血等，这一点剖宫产妈妈更应小心，以免影响伤口愈合。

3 不过度进补，也不盲目节食

　　产后很多新妈妈担负着给宝宝哺乳的重要职责，为了加强乳汁中的营养，可能每顿饭都是大鱼大肉，并大量饮用各种补品汤水，导致营养过剩，使得脂肪过度堆积，加重产后肥胖问题。事实上，产后饮食搭配只要保证新妈妈和宝宝营养摄入充分就可以了，可以适量增加低脂肪、高蛋白食物如鸡肉、猪瘦肉、牛肉、鱼肉等，同时多吃些蛋、奶、水果和蔬菜以补充维生素、矿物质、膳食纤维等营养元素，对于甜食、油炸食品、肥肉等，则应尽量少吃或不吃。

　　不过新妈妈也不可为了瘦身而盲目节食，否则营养摄入不足，不仅影响乳汁的质量，也会影响新妈妈身体恢复，严重时还可能引发贫血等产后各种并发症。

4　避免服用减肥药、减肥茶

　　产后不宜服用减肥药、减肥茶，特别是一些主要依靠抑制食欲或增加排泄量来达到瘦身效果的产品，会严重损伤脾胃，还会影响人体正常代谢，对新妈妈的产后恢复极为不利，而且这类产品一旦停用体重就会马上反弹。正在哺乳的新妈妈如果服用减肥药，还会因药物渗透入乳汁而对宝宝的健康造成不良影响。所以使用减肥产品应从断奶后才能开始，而且只能在医学专业人士的帮助下，选用安全、副作用小的减肥产品。

正视生产后身材的变化

分娩后

体形变化

　　在分娩后，基本上每一位新妈妈都会遇到体形变化的问题，体重增加使得原本身材丰满的妈妈体形变得臃肿，原本身材苗条的妈妈体态也不再窈窕多姿，会出现乳房松弛下垂、腹部隆起、腰部变粗、臀部变宽大等多种变化，而且这些变化也很难在短时间内得到改变。新妈妈常常会对此感到非常苦恼，有的妈妈可能会因此变得非常自卑，不敢面对熟悉的同事、朋友，害怕上班、交际。对自己的形象没有信心，不想让丈夫看到自己变形的身材，还会让新妈妈拒绝产后性生活，更严重时则可能发展为产后抑郁症。

调整心态

　　对此，新妈妈要学会调整自己的心态，正视生产后身材的变化，不必要太过于郁闷。由于孕期子宫急速增大等原因，产后体形的变化是不可避免的，重要的是保持足够的自尊和信心，随着自己身体的逐渐恢复，调整饮食和运动瘦身计划，并注意保持规律健康的生活方式，有助于尽快恢复体形美。

另外，新妈妈要学会接受自己不完美的地方，多和亲朋好友交流，说出自己的烦恼。并且也不要忽略多与丈夫进行感情的沟通和交流，融洽和谐的夫妻关系也能够帮助新妈妈走出情绪失落的低谷，投入积极的产后瘦身努力中。

别给自己找借口

瘦身是一个漫长的过程，不可能一蹴而就，新妈妈们难免会遭遇一些失败和挫折，但不可就此放弃，为自己找很多借口来逃避瘦身，以致错过了产后瘦身的黄金时间而追悔莫及。

瘦身需要坚强和勇气才能成功，下面来看看这些你应当彻底摒弃的借口吧。

借口 1　没有足够的时间进行运动锻炼

初为人母的新妈妈常有疲于奔命的感觉，既要照顾宝宝，又要打理家务，可能还要外出工作和社交，时间安排的确实十分紧张，但切勿把"没有时间"作为借口而放弃瘦身运动。其实产后运动不需要专门安排时间去健身房锻炼，新妈妈可以随时随地利用一些零碎的时间来进行，比如宝宝睡着的时候、外出等待公交车的时候、看电视的时候，哪怕每次只有几分钟，哪怕只是来回走动或站着做一些简单的伸展动作，但只要能够坚持下去成为习惯，就可积少成多，最终达到瘦身的效果。而且，这些随时随地进行的运动还能帮助消除压力、缓解疲劳，为新妈妈补充能量，改善情绪，可谓好处多多。

借口 2　缺乏毅力，坚持不了系统的瘦身计划

很多新妈妈虽然制定了瘦身计划，却总感觉坚持不下去。这时应该重新审视一下自己的计划，看看其中的瘦身方法和实施频率等是不是不太符合自身的条件，是不是过于枯燥难以激发兴趣。比如，可以

把饭后坚持散步半小时，改成先慢速走 10 分钟，再逐渐加速走 10 分钟，最后速度逐渐放慢。再比如，夏季天气逐渐炎热，如果原本的瘦身运动安排在傍晚，就可以改为在凉爽的清晨进行。总之，新妈妈可以通过机动灵活地调整计划的方法，让自己不再觉得瘦身是件苦差事，也就不会再抱怨自己没有毅力去坚持了。

借口 3 控制不住旺盛的食欲

放肆地吃东西不仅不利于减肥瘦身，也会大大损害健康，可引起多种疾病如高血脂、高血压、糖尿病、冠心病等。所以新妈妈还是很有必要控制自己食欲的，当然这并不意味着过度节食。日常的饮食应当选择能够为身体提供充足的营养，又不至于摄入过多热量的食谱，如富含碳水化合物、蛋白质、维生素和矿物质的蔬菜、水果、鱼肉等食物。在进餐时，要注意细嚼慢咽，仔细品味食物的色、香、味，进食速度减慢对于控制食欲是有帮助的。另外，也可以适当选择营养蛋白粉之类的高蛋白、低热量、易吸收的补充产品，为身体补充营养的同时，也可以增加饱腹感，避免过度进食。

借口 4 减肥会损害健康

"减肥"和"健康"并不是对立的。我们提倡的是科学合理的减肥瘦身，它涵盖了合理控制饮食、适度运动等正确的生活方式，在长期坚持的过程中，不仅不会损害健康，还会改善体质，美化体形，减少体内脂肪、废物、毒素等的堆积，增强肌肉力量和弹性，增加身体的柔韧性，促进全身血液循环，提高呼吸系统功能，使内脏器官更加健康，从而大大减轻患心血管疾病、心脏病、糖尿病等疾病的风险。

减肥前先定详细规划

减肥是一个需要持续的过程，如果没有计划，就可能半途而废，有时甚至不仅赘肉不见减少，反而会出现"越减越肥"的问题。因此，新妈妈在决定减肥的时候，就应当根据自己的个人特质制定详细的减肥规划，让减肥逐渐成为一种生活习惯。

1 了解自己减肥时面对的主要问题

产后为了哺乳，很多家庭习惯大鱼大肉、过度进补，让新妈妈食用大量高热量、高脂肪的食物，导致营养过剩，使体重不断增加；而且产后不少妈妈"坐月子"几乎是躺在床上进行的，与运动完全绝缘。这些都是需要改变的不良生活习惯，新妈妈应当找出它们，了解是什么在破坏自己的瘦身计划，并为改变现状做好心理准备。

2 给自己找到努力的方向

不要给自己设定不切实际的目标，因为产后身体恢复也是需要时间的，盲目追求快速减肥不安全也不现实，会影响到身体长期健康状况，还会破坏母乳中的营养。所以在减肥之初，可以试着一周只减0.5千克，这样的目标比较容易实现，一般只需要减少高脂肪食物的进食，并在身体承受范围内加强体育活动，就能够取得一定成果，而且也不宜反弹，容易坚持下去。小的目标实现后，新妈妈可以再根据自己的实际情况调整目标，循序渐进，将体重适当再减轻一些。

3 制定科学健康的减肥策略

什么样的减肥方式是最适合自己的，具体怎样去进行？都是新妈妈应该清楚解决的问题。例如制定饮食计划时，最好在食谱中安排充分的蔬菜水果和自己喜欢的低热量食物，并再一次想想看，什么事情或情况会成为你的障碍，将要如何排除。运动计划也是同样的，可以先从形体康复训练和盆底功能修复训练开始，待身体逐渐恢复后，再根据自己的喜好安排慢跑锻炼或散步锻炼等等，也可以选择在健身房接受专业人士的指导进行运动。

4 长期坚持进行

这是减肥计划中最重要的环节，如果不能长期坚持、具体实施，减肥计划就成了"纸上谈兵"。所以新妈妈应当拿出足够的勇气与毅力，改变"好吃懒动"的生活习惯，三餐要营养均衡，要为身体提供足够而不是超额的热量。运动时不能敷衍了事，在不超过身体承受能力的前提下，小强度的有氧运动每次至少要坚持做 30 分钟，才能起到理想的效果。

5 做好系统的减肥记录

为了取得直观的减肥成果，新妈妈可以利用减重日记的方式，详细地记录下自己每天吃了什么、做了什么运动、体重有何变化，来激励自己一步步达到成功。

6 努力保持减肥的成果

如何保持减肥后的新体重并不是一件容易的事，在减轻体重后仍然不可松懈，新妈妈至少要花半年时间保持新体重，让身体适应饮食、运动量、生活方式的变化，以避免体重反弹。

别给自己定太高的目标

制定明确的目标对于长期瘦身来说是非常必要的，但是这个目标必须是符合新妈妈自身身体条件，而且有很强的可执行性，才便于今后坚持下去，为达到目标而不懈努力。新妈妈切忌因为心急而定下不切实际的目标，比如"我一定要在 XX 天内恢复到孕前的水平"。其实产后由于身材变化太大，想要完全恢复到和孕前一模一样的状态基本上是不大可能实现的。如果将孕前的体重和体态当作瘦身目标来执行，就很可能因目标太高导致计划受挫，降低自己的信心，继而影响整个瘦身计划的进行。

那么瘦身的目标应该如何制定呢。新妈妈首先要了解 BMI 值（身体质量指数）这个重要的数据，它的计算公式是 BMI=体重（单位：千克/kg）÷身高（单位：米/m）的平方，可以用来判断体重是否标准。对于中国人来说，如果 BMI < 18.5 属于体重过轻，BMI 为 18.5~23.9 属于体重正常，而 BMI ≥ 24 则为体重偏重，属于肥胖的范畴。一般认为最理想的 BMI 值是 22，但是考虑到产后必然的身体增重因素，可以将可接受的 BMI 值提高到 23 作为瘦身时的参考，了解自己需要减掉多少体重，定下一个最终目标。

有了最终目标后可以将其细化，分阶段达成。比如可以再制定每周减肥计划，一般产后新妈妈身体还有待恢复，并且还有哺乳的需要，所以每周计划定为减重 0.5 千克即可。这个目标看似不起眼，也很容易实现，但是经过长期积累，产后 6 个月内可安全减重 10 千克甚至更多，而且对身体无害，也不宜反弹。

产后瘦身体型不同方法不同

每个人的体型特点都是不一样的，产后在减肥时也要了解自己的体型，制定相应的瘦身方案。一般亚洲女性常见的体型有苹果形、梨形、葫芦形几种，每种体型脂肪的分布都有各自的特点。产后肥胖的新妈妈多属于梨形身材。

梨形身材

也就是下半身比较丰满的体型，腹部、臀部、大腿等处脂肪较多。在怀孕过程中，会自然出现腰腹部变粗、臀部变宽的情况，再加上产后疏于运动、过量进补，就很容易使新妈妈的身材趋向梨形。

梨形身材的新妈妈在饮食上要注意多吃富含膳食纤维的食物，以帮助肠道蠕动，促进消化、改善便秘，减少脂肪和废物的堆积，有助于消除"小肚腩"。另外则是要尽量避免在晚8点以后进食，以免摄入的热量和脂肪得不到消耗，堆积在体内引起肥胖。此外，梨形身材的新妈妈要坚持运动，切忌久坐不动，囤积脂肪。平时可以多做一些收紧臀部、腰腹部肌肉的针对性锻炼。

苹果形身材

这种身材脂肪主要集中上半身，特别是胸部、腹部、手臂等处，面部也是圆而丰腴，看上去和苹果有些类似。苹果形身材的脂肪除了皮下脂肪外，更多的是因为饮食不科学及缺乏运动，导致内脏脂肪在腹部大量堆积所致，而这对于健康是非常不利的，患动脉硬化、高血脂等慢性病的可能性很大。

苹果形身材的新妈妈应控制碳水化合物的摄入，饮食注意少糖、少油、少盐，并注意补充膳食纤维，以降低胰岛素和胆固醇，另外可以多吃一些对心血管有利的不饱和脂肪食物如坚果和橄榄油等。运动方面主要是对颈部、手臂、背部、肩部、腰腹部做针对性锻炼，平时可以多练习腹式呼吸，以刺激肠胃蠕动，帮助燃烧脂肪。

葫芦形身材

葫芦形身材顾名思义，是指胸部、臀部都很丰满，而腰围相对比较纤细的体型。这种身材在发胖前是比较完美的，但是一旦脂肪过度堆积，就会让人觉得胸部、臀部过度丰满，显得体型壮硕夸张、缺乏美感。

对于葫芦形身材，要做全面性的减肥规划。饮食方面除了要坚持低脂低糖低盐的清淡饮食外，还要注意控制食量，避免吃得过多过饱，造成脂肪堆积。运动方面可以多安排一些健身操、舞蹈之类的全身性锻炼，达到均匀减脂的目的，让身材线条更显优美。

新妈妈瘦身时穿什么

做瘦身锻炼时穿着的服装没有特别的要求，**新妈妈可以准备两套运动服，一套厚一些，一套薄一些**，以满足不同天气的需要。运动服的款式以简单实用为准，号码可以略宽松一些，不能过于修身紧绷，这样才能够减少束缚感，运动时会更加舒适。新妈妈可以选择上衣长过腹部的分体式运动服，在视觉上有助于掩盖腰腹部赘肉，更显美观，也能让妈妈增加自信。

至于运动服的材质，则不一定非要追求纯棉质地，因为纯棉服装吸汗能力很好，却不够透气，运动时汗湿的衣服会粘附在皮肤上，让人感觉很不舒服，而且天气冷的时候也容易着凉。所以妈妈应尽量选择轻薄透气、柔软耐穿、易洗快干的合成面料，有利于保持皮肤干燥清爽。

对于市场上流行的产后瘦身衣、塑形衣等，新妈妈不要过于迷信它们的所谓减肥宣传。这类服装大多是用强力弹性纤维制成，通过紧紧束缚肌肉，将某些部位的多余脂肪收拢来达到调整体形的效果。这种塑造出来的苗条身材只是暂时的，并不能真正减少体内脂肪，达到减肥瘦身的效果。而且对于哺乳期的妈妈来说，长时间穿着紧紧的瘦身衣，使乳房部位受到挤压束缚，可能会造成乳汁淤积，引起乳腺炎等疾病。另外，瘦身衣布料很不透气，穿着时会容易出汗，在运动时更会导致体内水分大量流失，可能引起脱水甚至中暑。所以新妈妈应当慎重选择这类衣物。

此外，新妈妈瘦身时要穿的鞋子最好选择**鞋底较软的防滑平底鞋**，鞋底最好稍微厚实一点，而且要有弹性，这样可以在运动过程中大大减缓脚的压力。鞋面以棉质材料的为佳，可以提高透气吸汗性。

新妈妈瘦身都需要什么辅助工具

　　瘦身的方法多种多样，新妈妈可以选用一些辅助工具来帮助局部减肥，如果方法正确，减肥效果非常显著。

1 哑铃

　　哑铃可用于增强肌肉力量，特别适合锻炼上肢和腰腹部的肌肉。比如可以手持哑铃，做直臂前举、侧平举、体侧屈、转体运动等。新妈妈做哑铃运动，选择重量 1~2 千克的哑铃即可，每次锻炼 20 分钟，每周锻炼 3 次，能够达到瘦身的目的，还可修饰手臂线条。如果家中没有哑铃，也可以尝试用瓶装水、字典等体积小的重物来代替。

2 弹力绳

　　弹力绳可以帮助身体各个部位的肌肉扩展和拉伸，锻炼时可以利用弹力绳随时随地帮做力量、柔韧、拉伸、弹跳等全身运动，可以起到很好的减脂作用。新妈妈可以依自己的身体条件，根据绳子的长短、数量来逐渐增加运动强度，比如可以做一组弹力绳锻炼动作，每组 8~10 次，每星期锻炼 2 次，逐渐增加到每星期锻炼 3 次。

3 呼啦圈

　　转动呼啦圈能够锻炼腰腹、臀部、腿部肌肉，坚持进行能够瘦腰瘦腹，还能有效提高腰部、髋部、膝关节的灵活性和柔韧性。但需要注意的是，产后妈妈的身体还在恢复期，转呼啦圈的运动强度比较大，可能会引起肠道绞痛等，并可能影响剖宫产伤口愈合。所以顺产的妈妈最好在产后 2 个月以后再做呼啦圈锻炼，剖宫产的妈妈则应推迟到产后 3 个月之后遵医嘱进行。

4 健身球

健身球能够锻炼脊柱和骨盆，并有很好的损伤恢复和康复功能，而且锻炼时比较安全，因此很适合妈妈产后瘦身使用，可以起到减脂的效果，也能帮助改善体态，提高平衡感。在锻炼时，新妈妈以尽量稳定的坐姿练习坐在健身球上，也可以靠在或俯卧在球上，做一些力所能及的体操动作，每个动作可以重复做 8~10 次，每次坚持的时间依个人的感受安排。

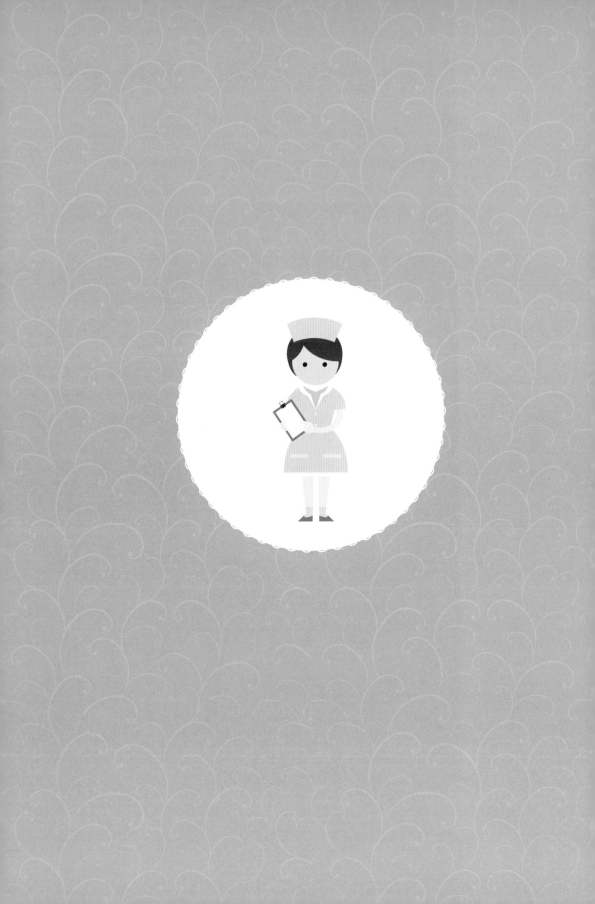

针对不同
身体部位的
塑形方法

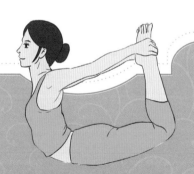

脸部

"瘦身先瘦脸"，面部皮肤紧致，没有过多的脂肪堆积，就会给人容貌清秀、精神振作的感觉。反之，下颌、面颊等处脂肪过多，就会给人臃肿苍老的感觉。所以产后瘦身应该特别关注脸部的锻炼，除了平时可以多做脸部之外，还可以吃一些能够消肿利湿的食物如冬瓜、菠菜、豆苗等，另外则是可以抽时间坚持做一些帮助瘦脸的小动作，让面部皮肤、肌肉得到锻炼，不仅能够瘦脸，还能使面部表情更加生动。

1. 眼周肌肉练习 动作步骤

1 用力睁大双眼，保持 5 秒钟，再轻轻闭上双眼。如此反复进行。

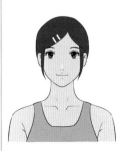

2 眯起眼睛，皱紧眉头，盯住正前方的某个点，保持 5 秒钟后恢复自然的表情。如此反复进行。

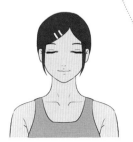

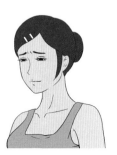

贴心小提示

这个练习每次可以做 3~5 次，每天早晚各做一次。练习之前先用双手轻轻地拍打面颊，使肌肉放松。练习完后再用温水洗脸，坚持进行不仅能够瘦脸，还可消除额头细纹。注意练习时动作不要过大，以免用力过度使眼周皮肤出现细纹。

2. 鼻部练习

1　做用鼻子用力吸气的动作，使鼻翼皱起再放松。可反复进行。

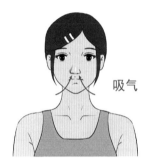

吸气

2　做用鼻子用力呼气的动作，感觉气流从鼻腔喷出，同时鼻头耸动。可反复进行。

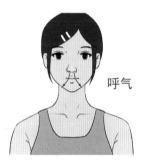

呼气

　这个练习可以连续作 10~12 次，有助于鼻腔血液流畅，并可锻炼鼻部肌肉韧性，让鼻子变得更挺秀。需注意的是患有鼻炎、鼻出血的时候，不宜做这个练习。

3. 嘴部练习

1　面对镜子做微笑练习，微笑时嘴巴张开，嘴角向上提，唇部有绷紧的感觉，保持 5 秒后再恢复自然的表情。

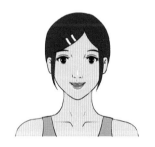

2 面对镜子做发音练习，发音时嘴部动作可适度夸张，如嘴张大发"a"（同"啊"）音；牙齿对齐，轻轻张嘴，嘴角向两边展开，发"i"（同"衣"）音；嘟起嘴，双唇拢圆，发"u"（同"乌"）音。

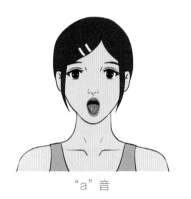

"a" 音

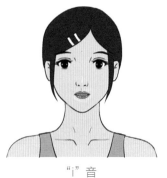

"i" 音

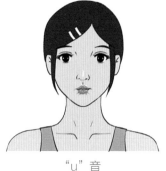

"u" 音

贴心
小提示

　　这些嘴部动作和发音练习能够锻炼到平时用不到的面部肌肉群，还可以锻炼嘴唇，防止唇部松弛及出现嘴角纹。需注意的是动作不可过大过猛，以免滋生面部细纹。

4. 下颌练习

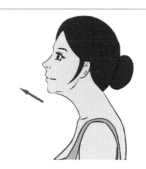

1 抬头，向前伸下颌，保持5秒，再收回下颌。如此反复进行。

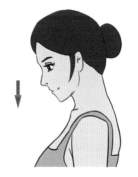 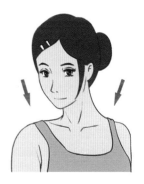

2 做向前、向左、向右点头再收回的动作，下颌肌肉要有收紧的感觉。如此反复进行。

这个练习可以连续做 8~10 次，长期坚持有助于去除"双下巴"，注意做点头的动作时不可用力过猛，以免引起头晕。练习结束后可以用冷水轻轻冲洗面部，同时双手十指轻拍下巴，促进肌肉收缩，瘦脸效果更佳。

颈部 颈部的位置比较特殊，一般做运动时很难影响到颈部的肌肉，所以容易积存下多余的脂肪，使颈部出现难看的肉褶、双下巴等，非常影响美观。下面这些瘦身动作是为颈部锻炼专门设计的，长期坚持进行，可以颈部变得更加修长美丽、活动自如，有助于提升个人气质。

1. 颈项牵拉动作 动作步骤

1 站立，两脚稍分开，两手自然下垂在身体两侧，上身放松，肩颈部肌肉不要有紧张感。

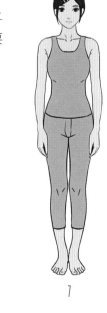

1

2

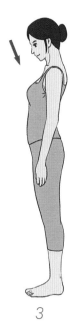

2 头、颈向右转，双目向右、后方看。

3 头部摆正，低头看地，下颌尽量内收。再换侧进行。

3

贴心
小提示
注意动作幅度不宜过大，速度要尽量缓慢一些，以免拉伤颈部，可以呼吸一次做一个动作。

2. 颈部绕环动作

1 站立，两脚稍分开，两手自然叉腰，上身放松，肩颈部肌肉不要有紧张感。

2 头颈部先按照顺时针方向绕环 3 次，然后再按逆时针方向绕环 3 次，交替进行。

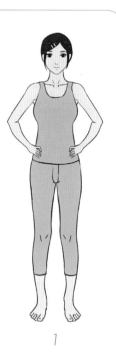

1

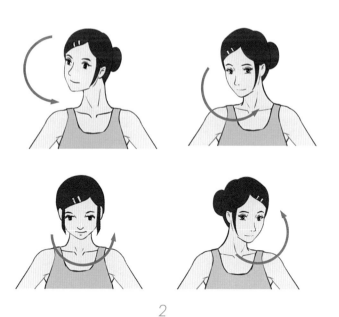

2

做颈部绕环时要求动作频率要慢、要稳，以不感觉头晕为度。注意动作要配合呼吸匀速地进行。

3. 手抱颈项动作

1 端坐，上身挺直，肩、颈部放松不要有紧张感。

2 双手十指交叉，上举屈肘，用手掌搂抱颈项部，用力向前压，同时头颈尽量用力向后伸，压至胸前，停顿5秒。

3 慢慢抬头后仰，直至恢复端坐的准备动作。

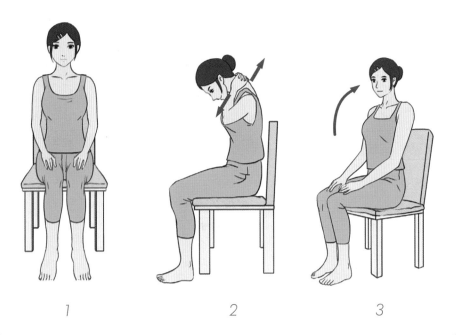

1　　　　　2　　　　　3

贴心小提示 头颈部向后伸的时候不可过于用力，以免颈部肌肉拉伤，抬头后仰时动作宜缓慢、轻柔，避免引起头晕。

4. 直立划船动作

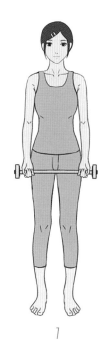

1

1　双手握住一个重物(如 1 千克的哑铃等)，两脚开立，身体站直，挺胸抬头。

2　双肩尽量向后展，同时提肘，将重物提至胸前，感到颈部肌肉有绷紧的感觉。

3　将重物缓缓放下，休息 5 秒后，再反复练习。

贴心小提示

　　练习时注意保持身体正直，不要用腰发力，提起时(发力时)呼气，放下时吸气。

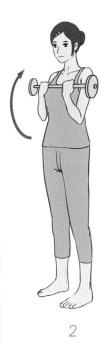

2

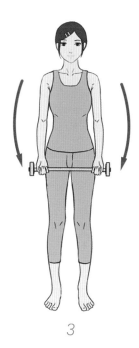

3

5. 耸肩动作

1 站立，两脚稍分开，两手自然垂直于体侧，上身放松，肩颈部肌肉不要有紧张感，挺胸、抬头，头部保持正直。

2 两肩同时尽量向上耸起，让颈肩部产生微微酸胀的感觉。

3 双肩耸起略停顿 1 秒，再用力下沉，一耸一沉为一个完整动作，如此反复进行。

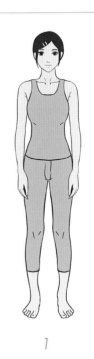

1

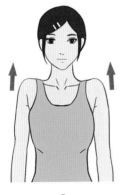

2

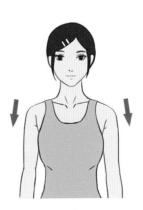

3

贴心小提示　做耸肩动作宜动作规范，不宜做成"缩颈"动作，开始练习时可以对镜检查动作是否正确到位。为取得较好的锻炼效果，每天可做3~5组耸肩动作，每组做15~20次。

6. 侧压头动作

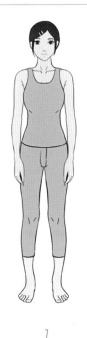

1

1 站立，两脚稍分开，两手自然垂直于体侧，上身放松，肩颈部肌肉不要有紧张感，挺胸、抬头，头部保持正直。

2 提起左手臂，从头顶绕过，用手指钩住右耳廓上缘，然后手臂用力将头部向左下方压，同时颈部尽量向右方顶，尝试将头部压至左肩上部，稍停5秒钟。

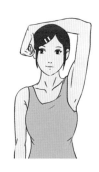 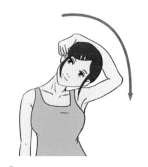

2

3 慢慢将头部向右还原，停顿5秒后，换右手臂练习。

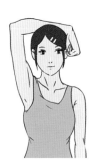 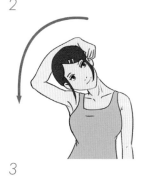

3

 做压头的动作时不宜过于用力，动作幅度不宜过大，以免拉伤颈部肌肉。

背部

修长优美的背部线条能够让身材显得更加窈窕动人，但如果背部横生脂肪、赘肉，就会使人看起来格外臃肿，所以新妈妈在瘦身时也不要忽略了背部锻炼。最有效也是最简单的方法是训练自己的坐姿，坐下以后注意保持身体正直，背部肌肉绷紧伸展，挺胸抬头，目视前方，切忌驼背、塌腰，坐得歪歪扭扭。通过长时间的训练，正确的坐姿会成为一种自然的习惯，有助于消除背部赘肉，美化背部曲线，并可改善腰椎间盘突出、脊柱变形、腰酸背痛等问题。

另外，下面这些简单的锻炼方法可以随时随地进行，对于背部减肥也是非常有效的。

1. 靠墙站立

1 背墙站立，身体和墙壁保持一段距离。挺胸、抬头、收腹，保持身体正直、稳定。

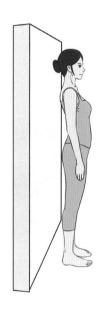
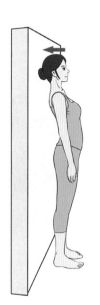
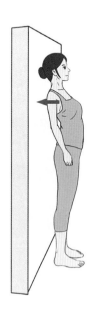

2　身体慢慢向后靠墙，从头部开始，按照肩部、背部、臀部、腿部、脚跟的顺序逐渐向墙壁靠拢，并保持贴紧墙壁站立的姿势 5 分钟以上。

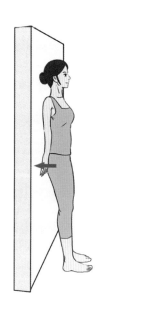
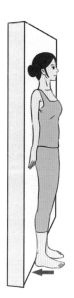

贴心小提示　在做这个练习的过程中，要感到背部肌肉有伸展绷紧的感觉，如此才能达到锻炼背部的目的。开始做的时候可能会感到不习惯，上身可以略微放松些，也不要规定练习的时间，经常锻炼养成习惯后，可以试着每次靠墙站 10 分钟以上，不仅能够瘦身，也能帮助改善仪态。

2. 负重背部伸展练习

动作
步骤

1 站立，双腿分开，膝盖弯曲，上身保持正直。双手持哑铃，自然下垂于身体两侧。

2 胸部向前顶，背部保持挺直、伸展。

3 双手向身体两边水平提起哑铃，感觉到背部肌肉在用力。保持5秒再放下哑铃，恢复最初的站姿。如此反复进行。

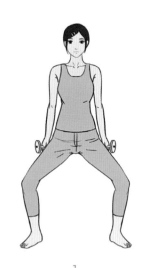

1

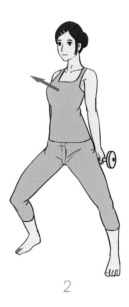

2

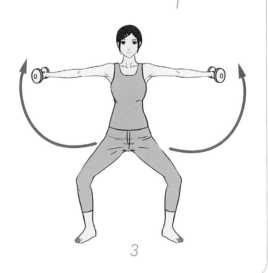

3

贴心
小提示

这个练习可以重复做2组，每组做15~20次。在练习的时候注意时刻检查姿势，保持背部不能弯曲，以免影响锻炼效果。

3. 背后抬手臂练习

1　站立，双脚略分开，上身保持正直，双手放在背后相握。

2　尽量伸直手臂，同时尽力向上抬手臂至极限，如此反复进行。

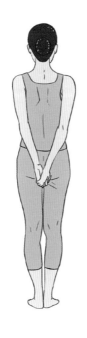

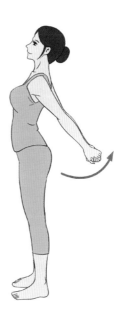

贴心小提示

这个练习可以连续做 30~50 次，练习时肩胛骨上面的肌肉要有被挤压的感觉。如果双手在背后相握比较困难，也可以改为手持哑铃或瓶装水，做背后抬手臂的练习。

4. 瑜伽直角式练习

1 站立，全身放松。

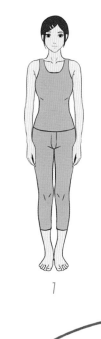

1

2 吸气，双臂缓缓高举过头，双手在头顶十指相扣，翻转掌心向上，尽力拉伸脊柱和背部肌肉。

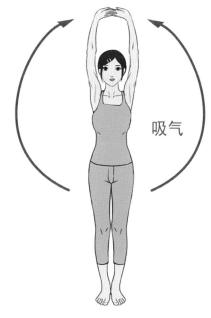

吸气

3 呼气，上身向前倾，直到手臂和背部与地面平行。保持5秒再慢慢回复最初的站姿。

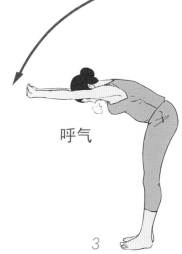

呼气

3

贴心
小提示

这个练习有助于消除背部多余脂肪，注意做上身前倾的动作时保持身体的平衡，用力不宜过猛，以免摔倒。

5. 瑜伽弓式练习

1 俯卧在瑜伽垫上，脸部的一侧贴紧瑜伽垫，双手自然放在身体两侧，保持5秒。

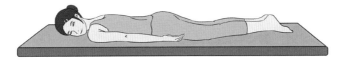

2 缓缓抬起双腿，用两只手去抓住同侧的脚踝。

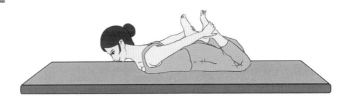

3 吸气，双臂用力将双腿抬起，同时挺起上身，呼气，保持5秒。

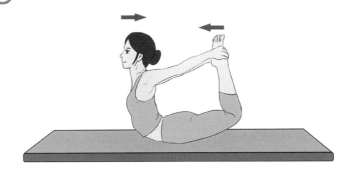

贴心小提示

这个练习能够紧致背部松弛的肌肉，美化背部线条，可以每天固定时间练习，早晚各做一次，练习后注意全身放松俯卧几分钟，让脊椎得到休息。

6. 跪姿拉伸运动 动作步骤

1 跪在瑜伽垫上，双腿分开，全身放松。

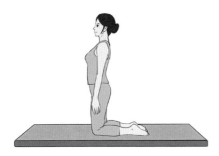

2 吸气，向前俯身弓腰。呼气，双臂下伸，用双手扶地支撑身体，两条手臂与大腿平行。保持 10 秒。

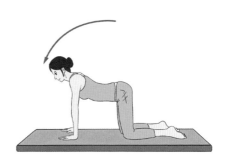

3 慢慢低头，至颈部有拉伸的感觉。保持 10 秒。

4 慢慢抬头，身体缓缓恢复最初的跪姿，整个过程中背部肌肉有拉伸的感觉。

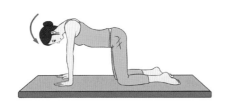

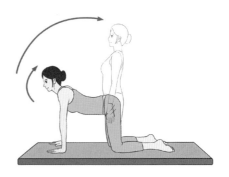

贴心小提示 这个练习能够锻炼背部、颈部、腰部多处的肌肉，有助于瘦身和美体。练习时注意保持身体的平衡，避免在向下弯身时摔倒。如果有血压不稳、眩晕等症，向下弯身不宜坚持太久。

腰部

比起身体的其他部位，腰部是最容易发胖变粗的。产后很多新妈妈由于营养过剩导致脂肪堆积，再加上缺乏锻炼，使得孕前纤细优美的腰部变得粗壮臃肿、活动不灵。想要瘦腰，一方面要注意调整饮食，在保证身体需要和哺乳所需的营养足够的基础上，减少动物性脂肪的摄入，避免吃得过甜过腻，并多吃些清淡、易消化的食物，以免引起腰部脂肪堆积。

另一方面，则是要从运动入手，做一些锻炼腰部肌肉的练习。不过需要注意的是腰部运动最好在"坐月子"之后进行，以免影响身体恢复，并避免引起腰肌劳损。

1. 弯腰练习　

1 　站立，两手叉腰，两脚分开与肩同宽。

2 　上身分别向前、后、左、右四个方向弯曲再收回，腰部两侧肌肉要有收紧的感觉，可以反复多做几次。

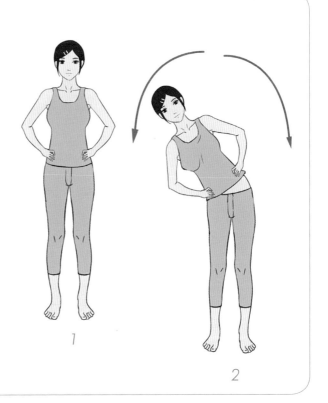

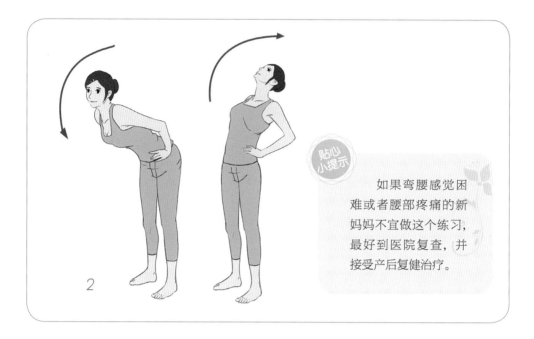

贴心小提示

如果弯腰感觉困难或者腰部疼痛的新妈妈不宜做这个练习，最好到医院复查，并接受产后复健治疗。

2. 扭腰练习 动作步骤

1 站立，两手叉腰，两脚分开与肩同宽。

2 先按逆时针方向扭转腰部，然后再按顺时针方向扭转腰部。可反复多做几次。

贴心小提示

扭腰时注意不要过度用力，如果有腰椎疾病或者腰肌劳损的情况则不宜做这个练习。

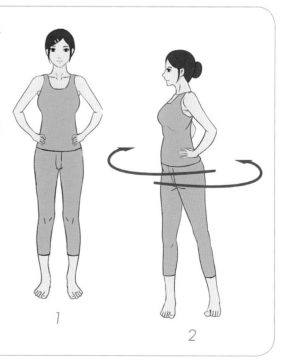

1

2

3. 弯腰摸脚面练习

1 站立，双脚分开与肩同宽，两臂充分展开。

2 扭腰俯身，尽量用右手去摸左脚脚面，再恢复最初的站立动作，然后用左手去摸右脚脚面，可以多做几次。

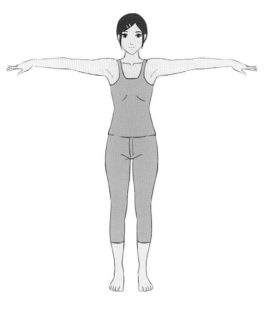

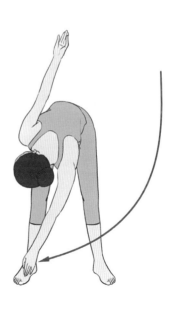

贴心小提示

　　最初练习这个动作不要追求一定要做到位，手臂伸出在自己承受的程度内即可，不一定非要够到脚面，随着练习的次数增多，动作自然会越来越标准，瘦腰的效果也会更好。

4. 坐姿转体练习

1 端坐，背部挺直，抬头收腹，
肩膀放松。

2 双手持哑铃，将上身尽力转向
右侧，停留 8~10 秒，恢复最
初的坐姿。再转向左侧，反复
进行 3~5 次。

**贴心
小提示**

可以在身体条件允许的前提下做强
化练习，加入俯身的动作，在身体转向侧
方后，俯身保持 8~10 秒，对腰部肌肉的
锻炼效果会更好。

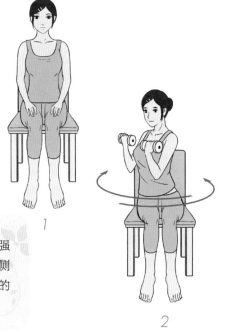

1

2

5. 站姿转体练习

1 站立，双脚打开与肩同宽，吸气
收腹，臀部收紧，双手平端，拉
紧一条毛巾，与肩同高。

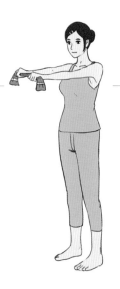

2 上身向右侧扭转，保持8~10秒，
恢复最初的站姿。再转向左侧，
反复进行 3~5 次。

**贴心
小提示**

　　在转体的同时注意肩部保持平衡，
不要耸肩。同时脚尖和膝盖保持向前，
不可随着腰部转动。练习时注意动作幅
度不宜过大，以免扭伤，转体可视自己
身体状况而定，转到自己能承受的程度
即可，之后再慢慢提高难度。

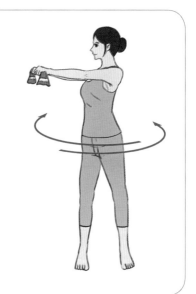

6. 站姿体侧下弯 动作步骤

1 站立，双脚打开与肩同宽，
吸气收腹，臀部收紧，双
手自然放置于身体两侧。

2 保持头部正直，目视前方，
上身向身体右侧弯曲，右
手贴着大腿外侧向下滑，
保持 8~10 秒，恢复最初
的站姿。再转向左侧练习。

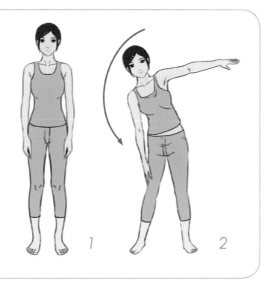

**贴心
小提示**　　侧弯的时候注意肩膀保持平衡，不可向前倾斜，为了加强锻炼效果，还可手持
哑铃加强下拉的力量。但要注意侧弯时幅度不宜过大，可视身体承受能力进行。

手臂

　　手臂是身体最显而易见的部位之一，拥有纤细的手臂能够达到整体修身的效果。但手臂脂肪容易堆积，粗壮的手臂会让新妈妈对吊带装与无袖上装避而远之。新妈妈不妨利用宝宝睡着后的空档时间，来做一些简单的手臂锻炼方法，不仅能够消除手臂赘肉，还能缓解长时间抱宝宝造成的手臂酸痛不适。

1. 手臂伸展练习

1 端坐，上身保持正直，肩膀放松，腰背挺直，目视前方。

2 左手抬起，平举至与肩部平行，然后尽量向身体右前方伸展，上臂肌肉有拉紧的感觉。同时右手轻压左手手肘位置，保持15~20秒后换右手臂练习。

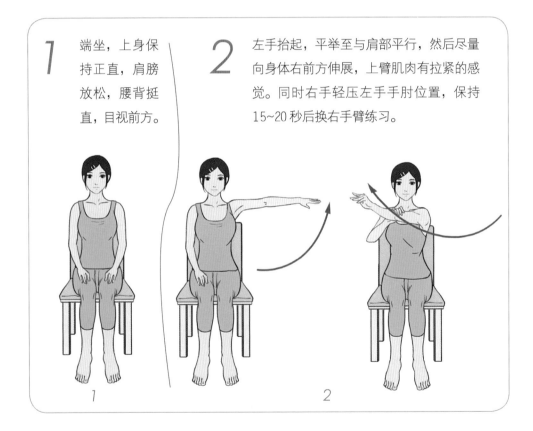

贴心小提示　　练习时肩部不要有过于僵硬的感觉，伸展手臂时用力不宜过猛，伸展到力所能及的程度即可。

2. 手臂前推练习

1 端坐，上身保持正直，
肩膀放松，腰背挺直，
目视前方。

2 双手十指交叉，掌心向
前，作向前推出手臂的
动作，直到两臂伸直，
保持6~8秒，然后慢慢
收回手臂。

贴心小提示

这个练习可以连续做 15~20 次，能
够让双臂内侧的肌肉变得紧绷。注意手臂
前推时不可用力过急过猛，以免拉伤肌肉。

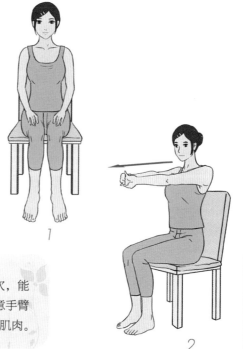

3. 手臂上举练习

1 端坐，上身保持正直，肩膀
放松，腰背挺直，目视前方。

2 双手十指交叉，放在脑后，
抱住头部。

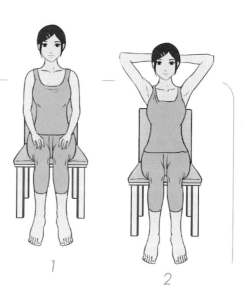

3 双臂用力向上伸直，手心向上，保持 6~8 秒，再徐徐收回。

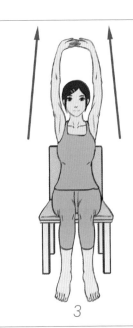

贴心小提示

　　这个练习可连续做 8~10 次，有助于改善手臂内侧肌肉松弛的问题，可帮助修复手臂线条。最初锻炼时双臂上举可能比较困难，可以不必追求动作标准，上举到力所能及的高度即可。

4. 压肩练习

1 端坐，上身保持正直，肩膀放松，腰背挺直，目视前方。

2 一只手放在另一侧肩部，垂直下压，被压的肩部则用力向上挺起，然后换侧练习。

贴心小提示

　　这个练习可以反复做 8~10 次，注意锻炼时要让双臂、肩部肌肉有收紧的感觉，才能达到锻炼的效果。

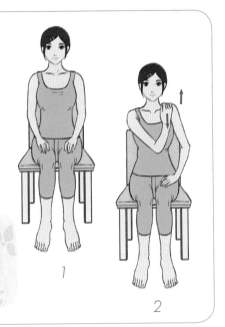

5. 曲肘拉伸练习

1 端坐，上身保持正直，肩膀放松，腰背挺直，目视前方。

2 双臂弯曲，放在脑后，右手握住左手手腕，然后尽力将左手向右肩方向拉，保持 6~8 秒以后换侧练习。

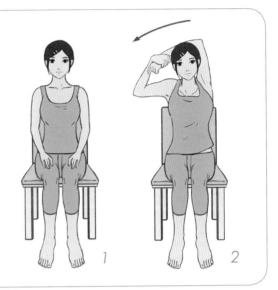

贴心小提示 这个练习可以连续做 8~10 次，能够增强肩部的柔韧性，并可收紧大臂、小臂的肌肉。注意牵拉手腕的时候不可用力过猛，以免造成腕关节脱臼。

6. 负重上举

1 站立，双腿分开与肩同宽，双手握住一只哑铃，做垂直上举的动作。

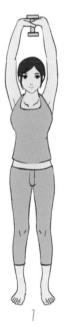

2 以臂肘为轴心慢慢向后叠臂，上臂保持不动，直到手臂后侧肌肉有充分伸展的感觉后，再用力把手臂伸直。

贴心小提示

这个练习可以连续做 10~12 次。练习时如果家中没有哑铃，也可以用字典、瓶装水等体积较小的重物代替。

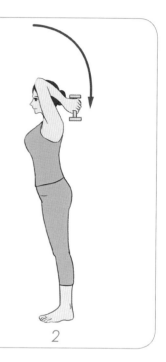

2

7. 负重弯举　动作步骤

1 站立，双腿分开与肩同宽，两手各握一只哑铃，自然下垂于身体两侧。

2 上臂贴紧身体，以臂肘为轴心，两臂交替向上做弯举的动作，保持 2 秒再向下伸直。如此反复进行。

贴心小提示

这个练习可以连续做 10~12 次，注意保持上身稳定，肩部不要用力，练习时需要有手臂肌肉完全收紧的感觉，才能达到锻炼的效果。

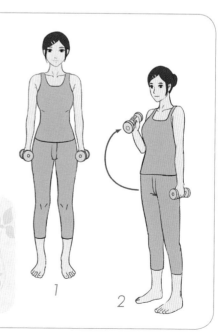

1

2

手指　产后瘦身不可忽略手指部位的锻炼，如果全身其他部位都很苗条，但伸出的手指却粗大臃肿，也会让人觉得非常尴尬。产后手指变粗除了与脂肪堆积有关外，还有浮肿的原因，孕产期间，体内循环的水分整体增加，使得手腕、手指末梢等体液循环不佳，容易出现水肿。新妈妈不妨每天利用空档时间，做做手指操，消除脂肪和浮肿，纤细手指，而且对于缓解产后指关节疼痛也有一定的作用。

1. 点按手指练习

摊开左手，用右手的食指顺次点按左手的大拇指、食指、中指、无名指、小指的指腹。然后换侧练习。

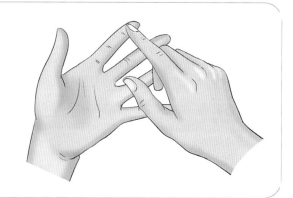

贴心小提示　点按手指的时候不要过于用力，动作宜轻而快，如"蜻蜓点水"般，经常锻炼不但能够纤细手指，还能提高手指的灵活性。

2. 手指互压练习 动作步骤

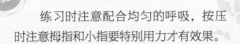

1 端坐，上身保持正直，抬起臂肘，
与胸齐平。

2 两手手指相对，十指指腹互相按压，
反复进行多次。

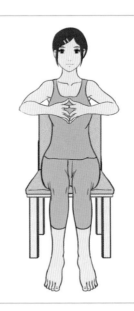

贴心小提示

练习时注意配合均匀的呼吸，按压时注意拇指和小指要特别用力才有效果。

3. 手指互拉练习 动作步骤

1 端坐，上身保持正直，抬起臂肘，
与胸齐平。

2 双手对应的手指互勾，用力向两
侧拉。

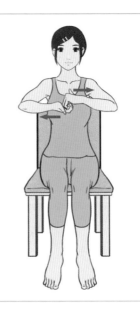

贴心小提示

练习时注意配合均匀的呼吸，手指互拉时吸气，放松时呼气。可以重复练习多次。

4. 手指互触练习

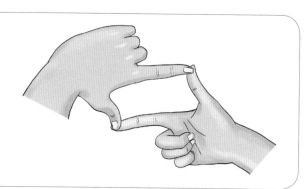

用右手的拇指与左手的食指指尖、右手的食指与左手的拇指指尖交替相触，可重复多次进行。

贴心小提示 初次进行这个练习可以放慢速度，待熟练后加快速度，动作宜快而轻巧。还可以做强化练习，加入其他手指相触的动作，不仅可以纤细手指，还可以锻炼运动神经，防止头脑老化。

5. 转动手腕练习

1 将左手摊平，手指伸直，按顺时针方向转动手腕，然后再按逆时针方向转动手腕。

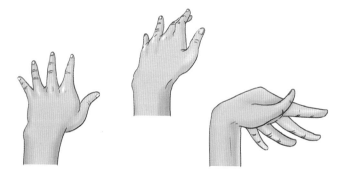

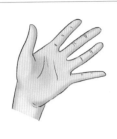
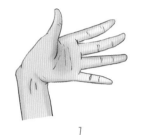
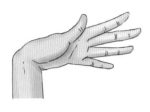

1

2 将手指上下摆动，放松。
再换右手进行。

贴心
小提示

　患有腕管综合征
的新妈妈慎学转动手
腕的动作，以免加重
病情。

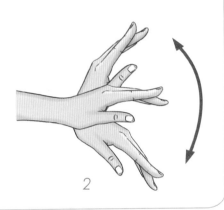

2

6. 攥物练习　　动作
步骤

1 在手中握住一个小球或其他小物体，用力握的同时呼气，然后深吸气并
将手张开。

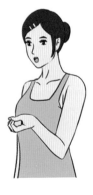
呼气

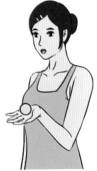
吸气

2　用力握住小球，右手按压左手，然后翻腕使左手在上，边按压边翻转手腕。

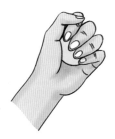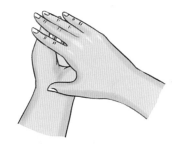

3　用食指和拇指夹球，依次左右交换进行。

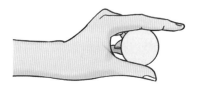

贴心小提示

注意握球的时候配合均匀的呼吸，用力握的时候呼气，张开手的时候深吸气。

7. "弹琴"练习　动作步骤

1　端坐，上身保持正直，双手平放在桌面上。

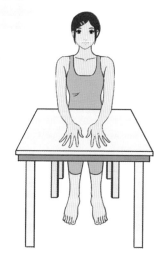

2 十指指尖柔和地向下压，然后每次举起一个手指，尽量举高。

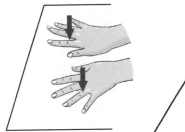
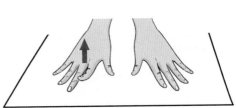

整个动作与练习弹钢琴相似，新妈妈可以播放一些节奏舒缓的轻音乐，一边做"弹琴"练习一边想象自己正在弹奏美妙的乐曲，不但能够伸展手掌和手指，使双手修长柔软，还能帮助放松压力，愉悦心灵。

丰胸

在孕产期间，由于胸部脂肪组织、乳腺组织增多，使乳房容易被撑大、下垂，再加上哺乳时姿势不当，使得乳房很难恢复孕前的形状，严重影响身材的健美。对此，妈妈平时可以适当吃一些有丰胸作用的食物，如青木瓜、苹果、哈密瓜等。在哺乳的时候要注意采用正确的坐式、侧卧式、环抱式等姿势，两侧乳房交替哺乳，每次时间不宜超过 20 分钟，平时可以佩戴尺码合适的胸罩以更好地支撑乳房，避免下垂。

另外，爱美的新妈妈可以多做一些有益丰胸的锻炼，使乳房更加坚挺、结实、丰满，能够让身材更显娇美，也能让新妈妈重拾自信。

1. 扩胸运动 动作步骤

1 站立,上身保持正直,臂肘抬起,与胸部平齐,双手握拳相对。

2 臂肘向身体两侧尽力推出,做舒展胸廓的动作,可连续做 20~30 次。

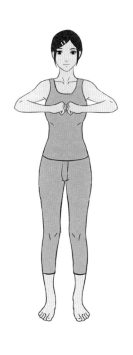

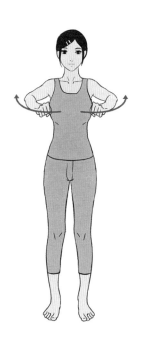

贴心小提示 做这个练习要注意始终保持胸部用力的状态,而不是手臂要用力,同时注意双肩不要摆动。经常锻炼,有助于丰胸,美化胸部线条。

2. 手臂划圈练习

1　站立，上身保持正直，臂肘
抬起，与胸部平齐，手掌心
向外。

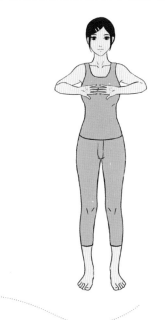

2　以臂肘为圆心，双臂向身体
两侧打开划圈，可连续做
20~30次。

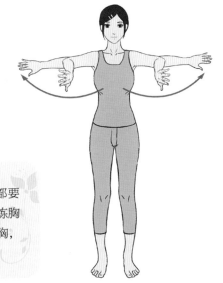

贴心
小提示

　　注意做手臂划圈的动作时，胸部要
有向前顶并用力的感觉，才能达到锻炼胸
部的目的。这个动作不仅能够帮助健胸，
还有纤细手臂的功效。

3. 提升胸部练习

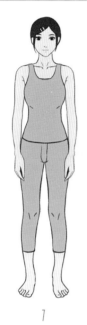

1 站立，上身保持正直，双臂自然下垂于身体两侧。

1

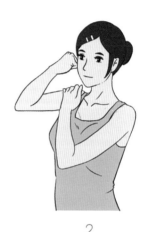

2 抬起右臂，弯曲臂肘，右手握拳置于右耳后，同时左臂弯曲，左手压在右肩上。

2

3 吸气，尽量把右手肘提升至最高，并保持8~10秒后，恢复最初的站立动作，再换侧练习。

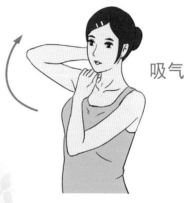

吸气

3

贴心小提示

在练习时应始终注意胸部用力，在抬高手肘后，手宜尽量够到肩膀位置，这样锻炼效果会更佳，可帮助提升胸部，令胸部线条更坚挺。

4. 侧身挺胸练习

1 站立，上身保持正直，双臂自然下垂于身体两侧。

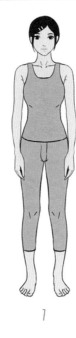

1

2 举起双手，十指交叉，在脑后抱头，臂肘保持水平。

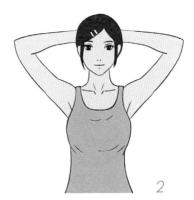

2

3 将上半身尽量向左侧倾斜，停顿 5~8 秒后，慢慢回到原位。再向右侧倾斜，如此反复进行。

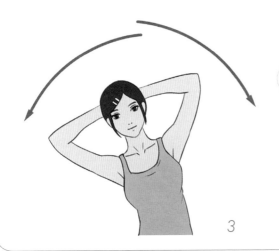

3

贴心小提示

做这个练习时注意腰部要挺直，胸部要挺起用力，并配合均匀的呼吸。

5. 胸前提升练习

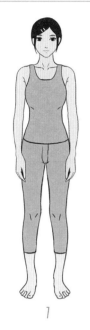

1 站立，上身保持正直，双臂自然下垂于身体两侧。

2 屈肘，提升至胸前，双前臂内侧、手掌掌心尽量紧贴在一起，并向内用力压。

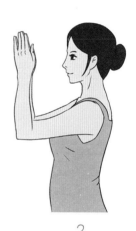

2

1

3 双手缓缓向上尽量提升，并保持8~10秒。

贴心小提示

这组动作能改善胸部外扩，令两边胸部线条更紧致。在练习的时候需注意上身要尽量挺直，不可塌腰、驼背，以免影响锻炼效果。

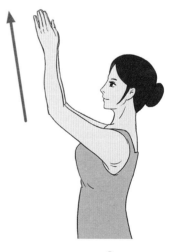

3

6. 双臂交叠

1 站立，上身保持正直，双臂自然下垂于身体两侧。

2 屈肘，抬起双臂，交叠放于胸前。

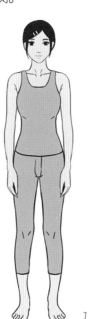

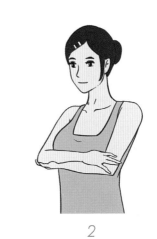

3 将臂肘尽量向外推出，保持8~10秒，可重复练习多次。

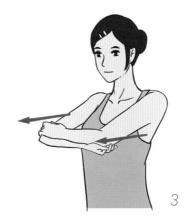

贴心小提示　这组动作可把胸部往上提，能预防胸部下垂，让胸部线条更加流畅饱满。在练习的时候注意臂肘一定要与胸口平齐，不可过高或过低，否则会影响锻炼效果。

在怀孕期间，由于宝宝的不断生长使得子宫持续增大，腹壁肌肉被过度拉伸，肌肉弹性降低。大多数新妈妈在产后腹部仍未复原，有时腹部的大小看上去甚至像怀孕 5 个月时的水平。还有不少新妈妈因为营养过剩，腹部生出不少赘肉，让身材变得臃肿难看。为此，新妈妈需要在身体逐渐恢复后，开始做锻炼腹部肌肉的练习，燃烧腹部脂肪，让肌肉重新恢复弹性和紧实。这其中最简单的办法是坚持腹式呼吸：即用鼻子缓慢而深长地吸气，感觉腹部微微隆起；再慢慢用口呼气，感觉腹部下陷。这种呼吸方法不仅能够瘦小腹，还可刺激肠胃蠕动，帮助排除宿便，也有减去小肚腩的功效。

下面这些腹部锻炼动作，请新妈妈根据自己的身体恢复条件酌量进行。同时注意产后身体器官尚未完全复原，所以锻炼时不宜过于劳累。

腹部

1. 半仰卧起坐练习　

1 平躺在瑜伽垫上，背部紧贴垫子，双腿弯曲约 90°，双脚平放在垫子上。

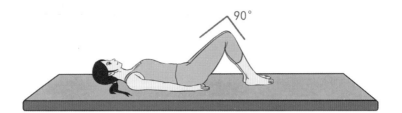

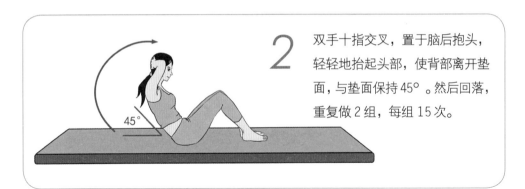

2　双手十指交叉，置于脑后抱头，轻轻地抬起头部，使背部离开垫面，与垫面保持45°。然后回落，重复做2组，每组15次。

45°

贴心
小提示　　这个练习比一般的仰卧起坐能够更好地锻炼上腹部的肌肉，注意不要用力过猛，练习过程中主要是腹肌用力。

2. 仰卧抬臀练习 动作步骤

1　仰卧在瑜伽垫上，双手自然放在身体两侧。

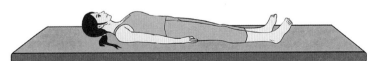

2　上身贴紧瑜伽垫，用腹部的肌肉力量把臀部抬起，离开垫面，保持5秒，再轻轻放下臀部。

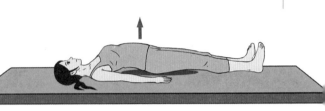

贴心
小提示　　这个练习可以根据自己的身体条件，连续做20次以上，练习时需要注意避免用到双臂和肩膀的力量，以免影响锻炼效果。

3. 仰卧勾脚趾练习

1 仰卧在瑜伽垫上，双臂上举，与地面垂直。

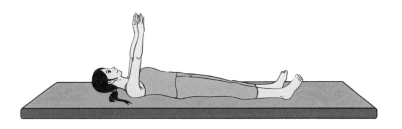

2 双脚上举，用手指尽力去够脚趾，感觉到腹部肌肉绷紧用力。

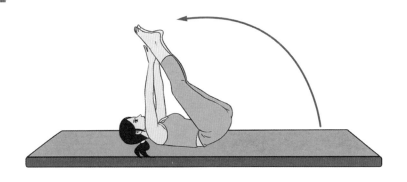

贴心小提示

这个练习可以重复做 15~20 次。如果用手指够脚趾时感觉有困难，也不必勉强自己，只要做到力所能及的程度即可。

4. 坐姿转体练习

1　坐在瑜伽垫上，双腿弯曲置于身前。

1

2　十指交叉，掌心朝外，手臂抬起，与胸平齐，手臂向前水平伸直。

2

3　上半身及两手臂向身体左侧扭转，膝盖向身体右侧倾倒，保持 3~5 秒，然后换反方向练习。

3

贴心小提示　这个练习能够锻炼腹部肌肉，达到减小腹的目的，还可拉伸脊柱，消除背痛。需要注意的是做身体扭转的动作时不宜用力过猛过快，以免造成拉伤、扭伤。

5. 跪姿收腹练习

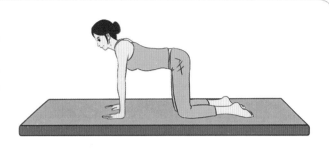

跪在瑜伽垫上，双臂放在身体前方，用双手支撑住上身，同时收紧小腹，做深呼吸。

贴心小提示　这个动作可以根据自己的身体条件，重复做 10~20 次。如果新妈妈有膝盖酸痛等问题，则不宜做这个练习。

6. 骑车式仰卧起坐

1　仰卧在瑜伽垫上，双手十指交叉，放在脑后抱头。

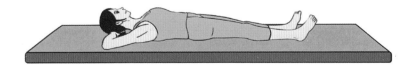

2 左腿伸直放平，右腿弯曲向胸部抬起，同时用腹部的力量抬起上身，用左肘来尽力碰触弯曲的膝盖。然后换侧练习。如此反复多次。

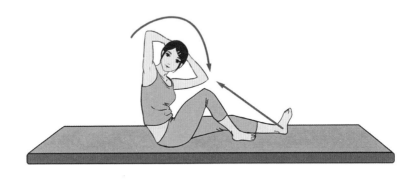

贴心小提示 做这个练习的时候要尽量收紧腹部肌肉，用腹部发力，避免用肩膀和上臂的力量，以免影响锻炼效果。

7. 负重收腹练习　动作步骤

1 盘腿坐在瑜伽垫上，上身保持正直、稳定。

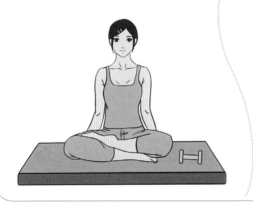

2 双手握住一只哑铃，慢慢抬起置于脑后。

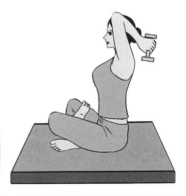

3 将哑铃尽力举高至头顶上方，同时呼气收腹；放松上臂，将手放回脑后，同时吸气，放松腹肌。

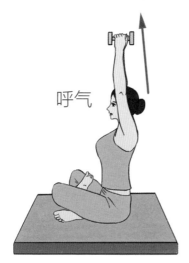

呼气

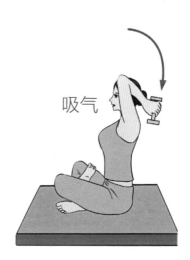

吸气

 贴心
小提示 这个练习可以反复做 8~12 次。如果家中没有哑铃，也可以用字典、瓶装水等体积小的重物代替。上举重物的时候注意抓紧握牢，以免砸伤头部引起危险。

8. 腹部下压练习 动作步骤

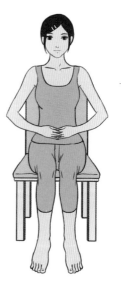

1 端坐，上身保持正直，双脚平放在地面上，双手轻放在腹部。

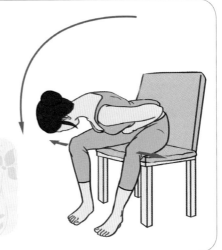

2 大腿放松，微微向外展开，上身向下压低，直到胸部与地面基本平行。保持 8~10 秒后慢慢坐直，放松身体。

贴心小提示

在下压过程中注意要用腹部用力，可以有意识地收缩腹肌，但要注意动作不要过猛，以免身体失衡摔倒。

臀部

臀部容易堆积脂肪，再加上产后很多新妈妈疏于运动，臀部缺乏锻炼就更会变得肥大而松弛，使人看上去笨拙，失去了女性应有的美感。锻炼臀部可以从日常的坐姿开始，坐下时上身要挺直，特别是腰部不能塌，身体的重心要有意识地向上提，这样才能减轻臀部受到的压力，可以使臀部不至于变得扁平、肥大。

另外，为了锻炼出紧实浑圆、线条上翘的美丽臀部，新妈妈可以做一些塑臀练习。不过，这些练习应当在产后身体恢复后才能进行，如果身体状况不佳或有阴道出血等问题，就暂时不能进行臀部锻炼。

1. 爬楼梯练习

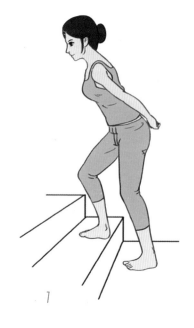

1 右脚踩在台阶上，左脚踩在地面上。身体微向下蹲，膝盖微微弯曲。

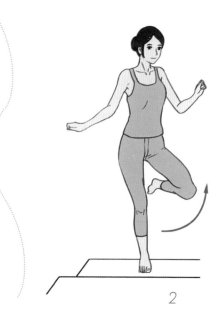

2 重心放在右脚上，以支撑身体的重量，将左腿向外侧抬高，在最高处停留5秒，再慢慢落在上一级台阶上。

3 换左脚支撑身体，右脚抬高，如此一级一级登上楼梯顶层。

贴心小提示

　　在抬高腿部的时候要感觉到臀部肌肉绷紧用力，才能达到美臀的效果，但要注意如果患有髋关节、膝关节、踝关节疾病，则不宜进行这项练习。

2. 坐健身球练习 动作步骤

1 坐在健身球上，双手支撑球面，身体保持平衡，伸直双腿。

2 呼气将右腿向上抬起，小腿伸直，同时收紧臀大肌。

3 慢慢放下右腿，恢复初始姿势，再换左腿进行练习。

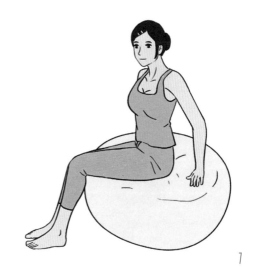

1

贴心小提示

这个练习可以重复做 20~30 次，注意要在健身球上坐稳，避免跌倒摔伤。

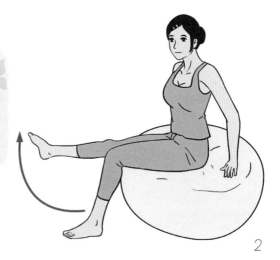

2

3. 踏步前进练习

1 站立，身体保持正直，然后做左右踏步的动作。

2 踏出几步后，将右脚向前跨出一步，做弓步的动作，并保持5秒。

3 右腿回到原位，换左腿进行。如此反复练习多次。

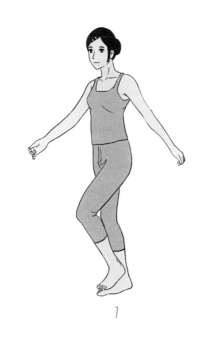

1

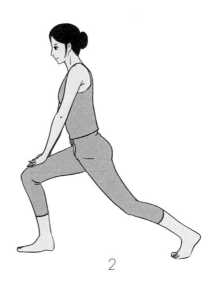

2

贴心小提示 　练习时注意脊背要保持挺直，弓步时臀部肌肉要有拉紧用力的感觉，这样才能消耗臀部过多的脂肪，让臀部变得更加紧实俏丽。

4. 侧踢腿练习

1 站在一把椅子的侧面，一手扶
住椅背，将外侧的腿徐徐向外
抬起，必须抬到臀部外侧肌肉
感到紧缩为止。

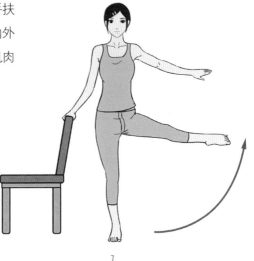

1

2 腿部回复原位，休息片刻，
向后慢慢踢腿，直到臀部后
侧的肌肉感到紧缩为止。然
后换侧练习。

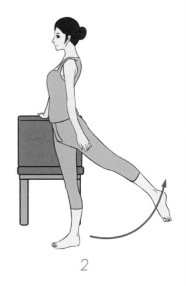

贴心
小提示

这个练习有助于强化臀部肌肉，让
臀部更加紧俏迷人。注意练习时的安全，
最好找一张固定好的椅子，以免椅子倾倒
导致摔伤。

2

5. 单腿屈伸练习

1 站立，保持上身正直、稳定。抬起左脚，放在一张椅子上。

2 接着弯曲左腿，让身体和弯曲的小腿成直角，再伸直腿部，换右腿练习。

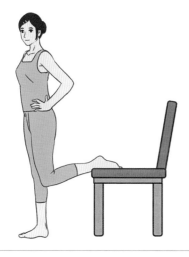

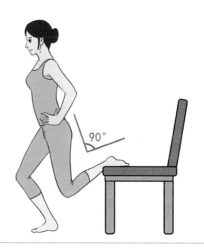

90°

贴心小提示 练习时注意保持身体的平衡，避免摔倒。经常做这个练习可以锻炼大腿肌肉、提升臀部。

腿部

在怀孕期间，由于下肢静脉受压，会引起大腿、小腿、脚踝不同程度的水肿。产后虽然静脉回流情况有所改善，但还是难以恢复到孕前的水平，所以很多新妈妈都会发现自己有了"大象腿"，再加上产后坐月子运动减少，脂肪堆积严重，大腿就会显得更加粗壮。所以产后新妈妈应当在自己身体允许的情况下，做做腿部健美操，锻炼腿部肌肉，改善下肢静脉回流。产后 2~3 个月以后，随着身体逐渐恢复正常，新妈妈可以考虑提高运动的强度，增加慢跑、游泳、骑自行车等锻炼活动，以消除腿部的赘肉，不过锻炼应量力而行，不可操之过急，以免引发产后妇科疾病。

1. 侧抬腿练习

1　侧躺在瑜伽垫上，屈肘，支撑起上半身。

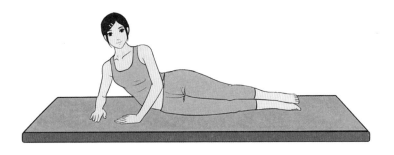

2　一腿弯曲，一腿伸直。弯曲的腿尽力抬高，停顿 3 秒，再轻轻放下，如此反复多次后换侧进行。

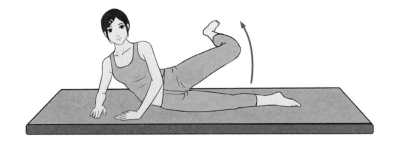

贴心小提示　通过抬腿能够改善下肢静脉回流，达到消肿瘦腿的目的。平时久坐或久站后，也可以将腿用垫子垫高 20~30 厘米，也能有效减轻水肿。

2. 足尖运动

1 平躺在瑜伽垫上，双手自然放于身体两侧，放松，双腿伸直。

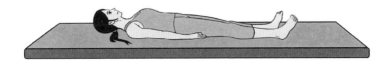

2 将双脚脚尖向外伸平，再向内勾回，可反复进行多次。

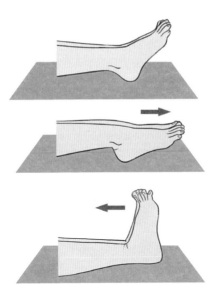

贴心小提示

　这个练习有助于瘦小腿，注意锻炼时保持均匀的呼吸，双脚内勾的时候动作宜轻巧，量力而行，避免小腿抽筋。

3. 夹球练习

1 平躺在瑜伽垫上，双手自然放于身体两侧，放松，双腿屈膝成 90°。

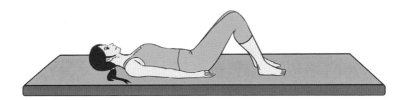

2 将一个皮球放于两膝之间，用力夹紧，保持 5~10 秒后放松。

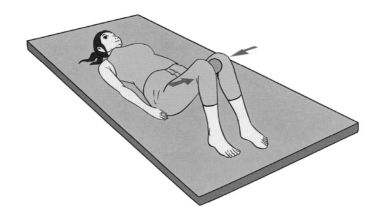

贴心小提示 这个练习可以根据身体情况反复做 10 次左右，在练习时要感觉到大腿内侧肌肉用力内收，同时注意呼吸要均匀，不能屏气。

4. 踢腿练习

1 平躺在瑜伽垫上，双手自然放于身体两侧，放松，双腿并拢，屈膝成90度角。

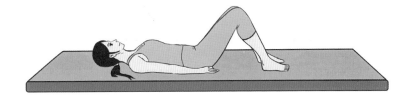

2 左小腿向上踢出，至膝盖绷直，再缓缓放下。换右侧腿反复练习。

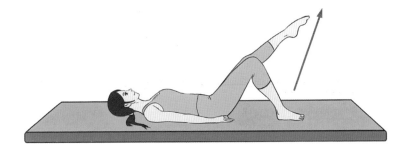

贴心小提示　这个练习能够帮助消除大腿前部的脂肪，在练习时要注意不可用力过猛，以免引起小腿抽筋。

5. 俯卧抬腿练习

1　俯卧在瑜伽垫上，双手自然放于身体两侧，双腿并拢，腿伸直。

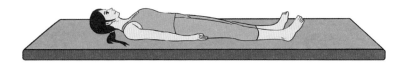

2　弯曲左膝，将脚跟尽量向臀部靠近，再缓慢放回原位。换右侧腿反复练习。

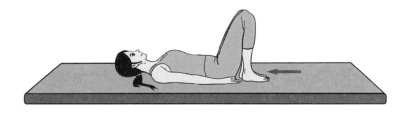

这个练习能够帮助消除大腿后部的脂肪，在练习时注意保持均匀的呼吸，抬腿时不可用力过猛，以免拉伤肌肉。

6. 下蹲练习

1　站立，上身保持正直，双脚分开，与肩同宽。

2　身体前倾屈膝，慢慢蹲下，再缓缓站起，恢复最初的站姿。如此重复进行多次。

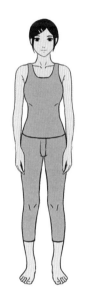

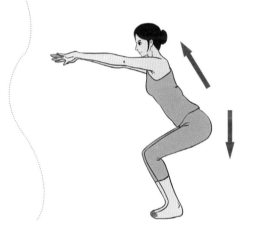

贴心小提示　这个练习能够帮助减少大腿和臀部的脂肪，练习时注意保持后背挺直，不可塌腰，并要注意保持均匀的呼吸。锻炼时注意量力而行，不宜运动过度引起肌肉酸痛或损伤膝盖。

7. 弓步练习

1 站立，上身保持正直。右脚跨出呈弓步，左腿绷直。

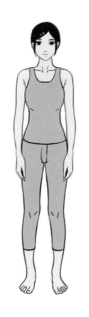

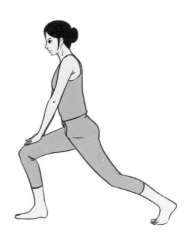

2 右膝慢慢下沉，再缓缓上升，练习 8~10 次后换左腿进行。

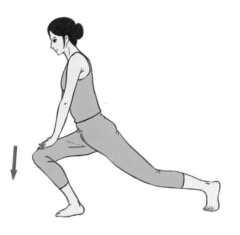

贴心小提示

这个练习能够运动到大腿、臀部的肌肉，注意锻炼时髋部不要扭动，上身要保持平衡，背部挺直，腰部不能塌，才能达到理想的锻炼效果。

脚踝可能是新妈妈瘦身时容易忽略的部位，但是脚踝的纤细与否却会影响到下半身的整体美感，脚踝粗壮甚至会使并不肥胖的小腿在视觉上增粗几厘米。有脚踝较粗问题的新妈妈应当关注一下自己的饮食，尽量吃得清淡一些，避免高盐多油的饮食，以免影响体液循环加重脚踝浮肿。另外，每晚临睡前可以用热水泡脚，并按摩脚踝，以加速血液循环和新陈代谢，改善脚踝粗肿问题。

当然最重要的还是要做一些脚踝运动，以减少脂肪堆积，让纤细的脚踝来衬托腿部线条的美丽。

脚踝

1. 踮脚运动

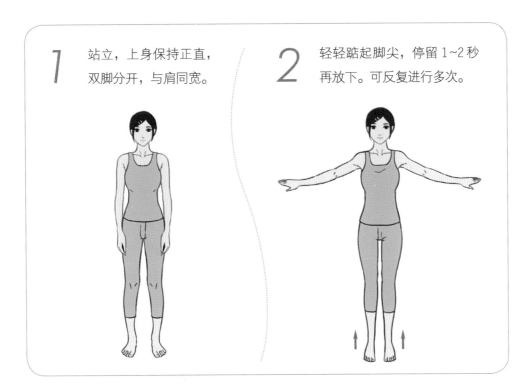

1 站立，上身保持正直，双脚分开，与肩同宽。

2 轻轻踮起脚尖，停留 1~2 秒再放下。可反复进行多次。

贴心小提示 这个练习能够让小腿、脚踝的肌肉变得更加紧实，有助于美化腿部线条。练习可以随时随地进行，比如早起刷牙的时候，外出等公交车的时候都可以做。

2. 仰卧抬腿练习   动作步骤

1 仰卧在瑜伽垫上，双手自然放在身体两侧。两腿并拢，膝盖屈曲。

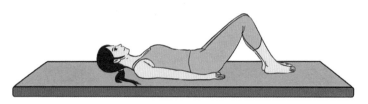

2 向上抬起双腿，再将双腿伸直，保持20~30秒，再放下双腿，恢复到初始姿势。

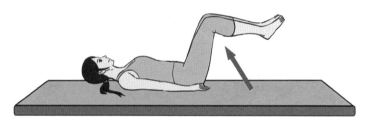

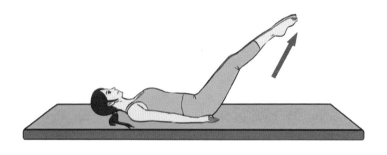

贴心
小提示　这个练习可以反复进行10~20次，锻炼时注意脚尖要尽量绷直，才能锻炼到脚踝部位。另外要量力而行，如果抬起双腿坚持不了太长的时间，也可以试着将坐垫等垫在臀下以减轻运动的难度。

3. 足尖交叉练习

1 端坐，上身保持正直，双脚并拢，放在地面上。

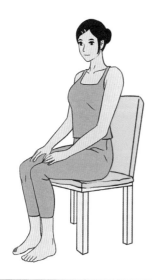

2 抬起双脚，在脚尖处交叉，用力互压，保持6~8秒。可重复做多次。

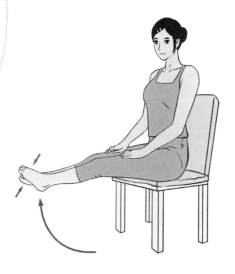

贴心小提示

做这个练习时脚尖尽量绷直，才能锻炼到脚踝部位。可以随时随地进行，比如看电视的时候、看书的时候都可以做。

4. 足尖划圈练习

1 端坐，上身保持正直，双脚并拢，放在地面上。

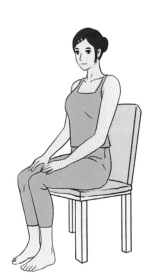

2 抬起双脚，绷紧脚尖，用双脚做画圈的动作，也可以试着用双脚来写字。

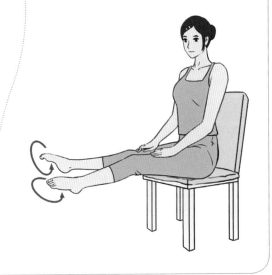

贴心小提示 这个练习能够活动到脚踝及脚底的肌肉，并可去除浮肿。做完练习后，可以用手指轻轻按摩脚踝的肌肉，达到放松脚踝的目的。

5. 提踵练习

1 端坐，上身保持正直，双脚并拢，放在地面上。

2 将右膝缓缓提起，到尽量高的位置，右脚尖向上，坚持5秒，脚尖向下，再坚持5秒。

3 缓缓放下右膝，休息片刻，换左腿练习。

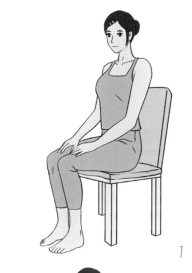

1

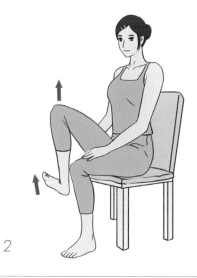

2

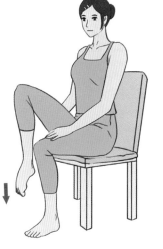

3

贴心小提示

这个练习不仅能够锻炼到脚踝肌肉，还能帮助瘦小腿，注意练习时保持身体平衡，不要前倾或后仰。

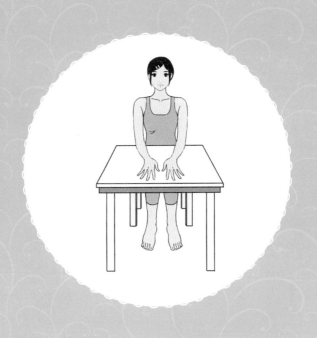

Chapter

3

产后瘦身
需要吃的营养食物

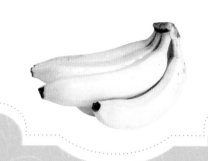

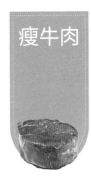

瘦牛肉

牛肉富含多种营养成分，可为人体提供多种氨基酸、蛋白质、脂肪、糖类、维生素、钙、铁等矿物质，有滋补脾胃、补血强身、增强免疫力的作用，营养价值极高。产后身体康复阶段适合食用，对于接受剖宫产手术的新妈妈及有贫血、体虚等问题的新妈妈都非常适宜。不过由于产后最初一两周新妈妈的胃口会比较差，不宜马上进食油腻的肉类食物，可以待新妈妈胃口恢复后，将瘦牛肉和多种时鲜蔬菜配合烹饪，清爽的口感也能引起新妈妈的食欲。

好处

对于有产后肥胖问题的新妈妈，牛肉特别是瘦牛肉也是非常适合的食物。牛肉蛋白质含量高，而脂肪含量低，在饮食中合理搭配牛肉，不仅不会发胖，还能满足身体所需的营养和能量，让新妈妈可以更加健康地减肥瘦身，而且牛肉中的蛋白质也有助于在瘦身过程中保持肌肉的质量，让新妈妈身材匀称好看。

食用禁忌

不过牛肉也不是吃得越多越好，一般每周摄入 250~300 克即可，过量食用也会引起脂肪摄入超标，加重肥胖问题。另外，患有湿疹、皮肤瘙痒及感染性疾病时，不宜食用。而且牛肉性温，也不宜和海螺、田螺等性寒的食物一起食用，否则会刺激胃肠道，可能会引起腹痛、腹泻、消化不良等症状。同时，牛肉也不能和性温的韭菜等一起食用，以免"火上浇油"，引起牙龈肿痛、咽喉肿痛等上火的症状。

烹饪技巧

牛肉的纤维组织较粗，结缔组织又较多，烹饪时应逆着纹理横切，将长纤维切断，如果顺着纤维组织切，就会难以入味，还嚼不烂，影响口感。为了让牛肉容易熟烂，烹饪时可以放入几个山楂。此外，由于牛肉露天放置容易发黑变质，吃不完的牛肉应放入冰箱冷藏室保存。

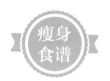

1 牛肉清汤

材料 牛腱肉300克，牛棒骨300克，料酒、老姜、葱、八角、花椒、盐各适量。

做法 （1）将牛腱肉洗净，切窄条。把牛棒骨用砍刀砸断，氽烫洗净。

（2）锅内加入1000毫升清水，放入牛肉、牛棒骨，按个人口味酌量加入调料，大火炖煮约4个小时即成。

营养小贴士 牛肉清汤能够清理肠胃，达到减肥的效果，还能为身体提供充足的蛋白质，提高机体免疫力，促进产后身体恢复。

2 茭白炒牛肉

材料 瘦牛肉150克，茭白100克，色拉油、清汤、盐、味精、白糖、香油各适量。

做法 （1）将材料洗净，牛肉和茭白分别切成细丝。

（2）把牛肉丝放入油锅中滑熟，倒入漏勺中沥油。

（3）把茭白丝放入油锅中炒软，加入清汤、盐、味精、白糖、牛肉丝，炒匀后淋上香油即可。

营养小贴士 茭白有清热止渴、利尿除湿的功效，有助于减轻产后水肿，和瘦牛肉同炒，能够滋补脾胃，去脂瘦身，并且还有一定的通乳功效，有助于哺乳期的妈妈增加乳汁。

③ 香菇牛肉粥

材料　粳米100克，鲜香菇60克，瘦牛肉30克，葱、姜、盐、味精各适量。

做法　（1）将材料洗净，牛肉切成丝。香菇发好，挤干、去蒂切丝。

（2）将香菇丝、牛肉丝、粳米放入锅内，加适量水，用小火熬至肉烂粥熟，加葱末、姜片、盐、味精调味，再煮5分钟即可。

营养小贴士　香菇营养丰富，味道鲜美，能够抑制胆固醇的增加，有一定的减肥作用，和瘦牛肉一起熬粥食用，可滋补脾胃，为减肥期间的新妈妈补充营养。

④ 冬瓜牛肉丸

材料　冬瓜200克，瘦牛肉100克，葱、姜、料酒、盐、酱油、味精、淀粉各适量。

做法　（1）将材料洗净，冬瓜去皮、去瓤、切片。牛肉剁碎，加入葱末、姜末、料酒、清水拌匀做成肉馅。

（2）将冬瓜片放入锅内，加适量清水煮至八成熟。

（3）将牛肉馅搓成大小均匀的丸子，放入锅中，用大火与冬瓜同煮，熟后加入盐、味精调味即可。

营养小贴士　冬瓜有很好的利水消肿功效，对于产后水肿有改善作用，和瘦牛肉同食，清淡不腻，去脂瘦身，很适合有产后肥胖问题的妈妈作为营养加餐食用。

⑤ 西芹牛柳

材料 西芹100克，瘦牛肉150克，色拉油、料酒、酱油、葱、姜、淀粉、味精、盐、香油各适量。

做法 （1）将材料洗净，西芹切段，牛肉切成条。

（2）牛肉用酱油、料酒、淀粉抓匀腌透，入油锅滑熟。

（3）将西芹加葱段、姜片，放入油锅翻炒，依个人口味加入盐、味精、香油调味，下入牛柳炒匀即可。

营养小贴士 西芹富含膳食纤维，可促进胃肠蠕动，帮助消化，改善便秘，消除"小肚腩"。和牛肉同炒，更加清爽可口，也能满足减肥期间的营养需要。

⑥ 野菜拌饭

材料 米饭（蒸）200克，苦菜（尖叶）100克，胡萝卜50克，桔梗40克，瘦牛肉100克，大蒜、盐、香油、酱油、大葱、芝麻、白糖、胡椒粉各适量。

做法 （1）将材料洗净，把胡萝卜、桔梗、牛肉切丝，苦菜略烫。

（2）将牛肉与酱油、葱花、蒜泥、芝麻、白糖、香油、胡椒粉拌匀，腌渍片刻，下锅炒熟。

（3）将苦菜、胡萝卜、桔梗炒熟，加蒜泥、盐、酱油、香油调味。

（4）将米饭和牛肉、炒好的野菜一起拌好，撒上芝麻即可。

营养小贴士 苦菜纤维素含量非常丰富，食用后能增强饱腹感，并可促进肠胃蠕动，改善便秘问题，适合在减肥期间食用，而且苦菜性寒，与牛肉搭配食用，可减少对脾胃的损伤。

竹笋含有丰富的蛋白质、维生素、胡萝卜素以及钙、磷、铁等矿物质，能够为人体提供营养成分，同时竹笋脂肪和糖含量低，膳食纤维含量高，适量食用能够促进胃肠蠕动，帮助消化，预防便秘，并可减去体内多余的脂肪，是新妈妈在瘦身期间不可或缺的一种"刮油"食物。

好处

食用竹笋还能增强机体免疫能力，对于产后新妈妈身体恢复很有好处。中医认为竹笋味甘、性微寒，能够清热化痰、解渴除烦、利尿通便、消食开胃，对于浮肿、形体肥胖有治疗的功效。

食用禁忌

体质虚寒的新妈妈注意不要过量食用竹笋，以免引起肠胃不适，而且也会使乳汁变凉性而引起宝宝腹泻，甚至可能会因为过食寒凉而造成乳汁分泌减少，即通常所说的"回乳"，影响正常哺乳。

需要提醒的是，竹笋不宜与红糖、羊肝等同食，否则其中所含的活性成分在加热时会发生化学反应，生成不易消化和吸收的物质，影响人体健康。而且竹笋含有较多的膳食纤维和难溶性草酸钙，所以患有胃溃疡、十二指肠溃疡、胃出血、肾炎、肝硬化、肠炎、尿路结石、骨质疏松等症时也要慎食。

烹饪技巧

竹笋的做法很多，可以将鲜竹笋凉拌、炒菜、煮汤、做馅，口味鲜嫩清香，其中尤以冬天尚未出土时挖出的冬笋味道最佳，春笋则稍次之。烹饪时可用小刀从笋尖往笋根方向纵向划一刀，就能轻松剥去硬硬的笋壳，不过为了保持竹笋的清香味，从市场上购买后如果不是马上食用的话，就不要剥去笋壳，可放在通风阴凉干燥处，可保持一周不变质。另外，由于竹笋中含有对人体有害的草酸，食用前最好先用开水焯烫一下，这样烹煮出的菜肴也会没有涩味，变得更加鲜美。

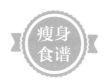

1 凉拌鲜笋

材料　鲜竹笋100克，姜、香油、醋、盐各适量。

做法　（1）将竹笋洗净，煮熟后捞出沥干水分，切片。

（2）将竹笋片与姜末、香油、醋、食盐拌匀即可。

营养小贴士　　这道菜口感清爽鲜香，能够开胃健脾、帮助消化，特别适合夏季食欲不振时食用，而且有很好的去脂功效，是一道营养瘦身美食。

2 竹笋炒木耳

材料　冬笋60克，木耳40克，葱、姜、大蒜、芝麻、蚝油、醋、白糖、盐、味精各适量。

做法　（1）将材料洗净，冬笋用开水焯一下，沥干水分后切丁。黑木耳去蒂，用温水泡发后，撕成小朵。

（2）将笋丁入油锅，加葱、姜、蒜煸炒，再放入黑木耳翻炒几下。

（3）倒入蚝油、醋、白糖、盐，加清水适量，继续炒几分钟，调入味精即可。

营养小贴士　　竹笋搭配木耳食用，能够帮助消化和排便，具有瘦身和降血脂、血糖的功效，对于患冠心病、高血压、糖尿病等患者，也有一定的食疗作用。

③ 鲜笋粥

材料　鲜竹笋60克，粳米100克，盐适量。

做法　（1）将竹笋洗净，煮熟后捞出沥干水分，切片。

（2）将竹笋下入粳米熬成的粥中，改用小火慢慢熬煮，熟后加盐调味即可。

**营养
小贴士**　食用竹笋粥能够解毒除热，并可促进胃肠蠕动，改善便秘，消除积食，
对减去"小肚腩"很有帮助。

④ 竹笋香菇炒肉

材料　鲜竹笋100克，猪里脊肉50克，干香菇5个，色拉油、盐、葱、大蒜、
酱油、味精、香油各适量。

做法　（1）将材料洗净，竹笋用开水焯一下，沥干水分后切片。将猪肉切片，
加葱末、蒜末、盐、酱油腌渍约15分钟。将香菇用温水泡发，切丝。

（2）将猪肉下油锅煸炒，放入竹笋片、香菇丝翻炒，炒熟后依个人
口味加盐、香油、味精调味即可。

**营养
小贴士**　猪里脊肉脂肪含量较少，与竹笋、香菇搭配食用，营养不腻，并可
改善水肿、积食、便秘等症，是一道营养瘦身美食。

⑤ 竹笋炒鸡肉

材料　鲜竹笋80克，鸡胸肉60克，姜、大蒜、糖、盐、酱油、料酒、香油、

味精各适量。

（1）将材料洗净，竹笋用开水焯一下，沥干水分后切片。将鸡肉切好，用盐、糖、姜末、料酒、酱油腌渍约15分钟。

（2）将鸡肉下入油锅，加蒜末炒至变色，放入竹笋用小火焖一会，炒熟加适量盐、香油、味精调味即可。

鸡胸肉含有丰富的蛋白质，热量和脂肪含量较低，和竹笋搭配食用，既能满足身体的营养需要，又能润肠通便，瘦身健体。

---

6 竹笋炒猪腰

材料　鲜竹笋40克，猪腰200克，胡萝卜50克，盐、味精、色拉油各适量。

做法　（1）将材料洗净，竹笋用开水焯一下，沥干水分后切片。胡萝卜切片。猪腰去筋膜、切片用开水余一遍。

（2）将猪腰片、竹笋片、胡萝卜片下入油锅中，加盐翻炒，最后加味精调味即成。

竹笋和猪腰搭配食用，能够滋补肾脏、利尿消肿，对于产后水肿有缓解作用。

---

7 荠菜竹笋

材料　竹笋100克，荠菜70克，淀粉、香油、植物油、味精、盐、料酒各适量。

做法　（1）将材料洗净，荠菜切成小段，竹笋用开水焯一下，切成块。

（2）将竹笋块倒入油锅，翻炒数下，加入味精、盐、酒及高汤，小火焖煮几分钟。

（3）锅内放入荠菜，翻炒几下，淋上淀粉水、香油即可。

营养小贴士

荠菜中的蛋白质、脂肪、糖、钙、磷、铁、维生素 C、胡萝卜素等含量均较高，而且热量低、膳食纤维含量高，有很好的消脂瘦身作用，与竹笋同食，减肥的功效更佳。

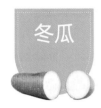

冬瓜

冬瓜含有丰富的蛋白质、膳食纤维、胡萝卜素以及钾、钙、磷、铁等矿物质，其中钾含量高于钠含量，有很好的利水消肿作用，常吃可缓解产后水肿，对于肾炎、高血压等也有缓解作用。如果新妈妈需要哺乳的话，适量喝冬瓜汤有助于通乳，并可提高乳汁的质量。

好处

对于产后发胖的妈妈，冬瓜是理想的营养食物，它所含有的丙醇二酸，有阻止体内糖类转化为脂肪的作用，非常适合减肥期间食用。而且冬瓜中丰富的膳食纤维有助于促进肠道蠕动，改善便秘，消除积食，减小"小肚腩"，帮助新妈妈恢复健美体形。

食用禁忌

中医认为冬瓜性微寒，不宜生吃，脾胃虚弱、体质虚寒的新妈妈要注意食量，每天进食不要超过 100 克为佳。

需要提醒的是冬瓜不宜和鲫鱼、醋、红豆等同食，会引起多尿或降低食物的营养价值。

冬瓜的质地清凉可口，水分多，味道清淡，可以煮汤、配菜或做成冬瓜盅，与肉类同煮时，应后放入锅内用小火慢炖，以免冬瓜过熟过烂，影响口感。对于没有及时烹煮的冬瓜，可以用一张干净的白纸或无毒保鲜膜贴在冬瓜的切面上，用手抹平贴紧，这样可以延长冬瓜的保鲜时间，保持营养成分不流失。

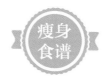

1 鸡肉冬瓜汤

材料 鸡肉50克，冬瓜100克，红枣（干）4个，料酒、姜、葱、盐、白糖各适量。

做法 （1）将材料洗净。冬瓜连皮切成薄片。鸡肉切块用料酒腌好。红枣用温水泡透。

（2）将鸡块下锅，放入姜片，兼至两面变色。

（3）冬瓜、红枣下入开水中煮几分钟，加入鸡块、葱段，小火炖40分钟，加盐调味即可。

鸡肉在肉类中是热量和脂肪含量比较低的，可为产后的妈妈提供丰富的蛋白质，和冬瓜同食，具有清热利水、消肿祛脂瘦身的效果。

2 冬瓜海带汤

材料　冬瓜100克，海带80克，盐、姜适量。

做法　（1）将材料洗净。冬瓜连皮切块。海带用水泡开、切片。

（2）将海带、冬瓜下入开水中，加姜片大火煮滚，转小火煮至冬瓜透明，海带煮熟，加盐调味即可。

**营养
小贴士**　海带有预防乳腺增生的功效，而且含有大量碘，可促使甲状腺功能提升，促进新陈代谢和热量消耗，帮助减肥瘦身，与冬瓜同食，还可利水消肿、清热解毒。

3 冬瓜蘑菇汤

材料　冬瓜100克，鲜蘑菇60克，盐适量。

做法　（1）将材料洗净，冬瓜连皮切成薄片。蘑菇撕成细丝。

（2）将冬瓜、蘑菇下入开水中，煮约10分钟，熟后加盐调味即可。

**营养
小贴士**　冬瓜与蘑菇同食，能够很好地清热降糖、利水减肥、清肠排毒，非常适合产后瘦身时食用。

4 冬瓜薏米鸭肉汤

材料　冬瓜100克，鸭肉200克，薏米60克，姜、盐、味精各适量。

做法　（1）将材料洗净，冬瓜连皮切块，鸭肉切块，用开水汆去血水。薏米用水泡一会。

（2）将鸭肉、薏米、姜片下入开水中，大火煮滚，再用小火焖至肉烂熟。

（3）加入冬瓜煮熟，加盐、味精调味即可。

营养
小贴士

鸭肉所含的热量较低，能够为新妈妈补充蛋白质而不易增加脂肪。薏米可利水清热，与冬瓜同食，有很好的消肿健脾、减肥健体的功效。

5 冬瓜银耳羹

材料　冬瓜100克，银耳30克，色拉油、盐、味精、料酒各适量。

做法　（1）将材料洗净，将冬瓜去皮，切片。银耳用温水泡发，撕成小朵。

（2）把冬瓜下入油锅煸炒片刻，加适量水、盐，烧至冬瓜将熟时，加入银耳、味精、料酒调匀即成。

营养
小贴士

冬瓜营养价值很高热量很低，能利水消肿。而银耳则富含膳食纤维，可促进消化，降低血糖。二者同食，减肥瘦身的功效更好。

6 橙汁冬瓜球

材料　冬瓜100克，小番茄（圣女果）3个，鲜榨橙汁150毫升。

做法　（1）将材料洗净，用小勺将冬瓜挖成多个小球。番茄去蒂，切薄片。

（2）将橙汁煮开，放入冬瓜球，煮透后倒在大碗里，点缀上番茄片即可。

营养
小贴士

鲜榨橙汁营养价值高，可为身体提供大量维生素C、胡萝卜素，加入冬瓜，口感清淡酸甜，可促进消化、清热利水、消脂减肥，夏季食欲不好时食用尤佳。

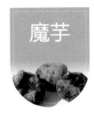

魔芋

魔芋是一种草本植物，它生长在地下的块茎可加工成魔芋粉，经过磨粉、蒸煮、漂洗后可以去除魔芋本身的毒性，并可制成魔芋豆腐、魔芋面条、魔芋丝等食品。

好处

魔芋食品富含淀粉、蛋白质及多种维生素和矿物质，所含热量很低，而膳食纤维含量很高，食用后有饱腹感，而且能够增加胃肠蠕动，促进消化，缓解便秘，有助于控制体重、节食减肥。魔芋中所含的化学物质还能降低血液中的胆固醇含量，对于防治高血压、动脉硬化、心血管疾病等都很有帮助。

烹饪技巧

不过，也因为魔芋的饱腹作用很强，所以不能大量进食，否则会引起腹胀难受、食欲变差、反酸烧心等，而且膳食纤维摄入过量也会干扰其他营养成分的吸收，所以每次食用量不要超过 100 克。另外，在食用魔芋时不宜添加过多的花椒、辣椒、胡椒、盐、酱油等调味品，否则吃得过咸过辣，难免会大量饮水，导致体内水分潴留，影响正常的新陈代谢和热量的消耗，反而不利于瘦身减重。

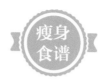

瘦身
食谱

1 魔芋玉米

材料　魔芋豆腐80克，玉米粒150克，色拉油、葱、盐各适量。

做法 （1）将材料洗净，魔芋豆腐切成细条，玉米粒用开水焯一下，捞出，沥干水分。

（2）将魔芋豆腐条下油锅中，加入葱花翻炒均匀。

（3）加入玉米粒，翻炒几分钟，加盐调味即可。

营养小贴士 魔芋和玉米同食，能够更好地促进肠胃蠕动，增加饱腹感，有利于控制饮食，而且还能促进排便，带走滞留在体内的毒素，对产后妈妈健康瘦身很有帮助。

2 口蘑魔芋

材料 魔芋豆腐100克，口蘑100克，色拉油、姜、葱、酱油、盐各适量。

做法 （1）将材料洗净，魔芋豆腐切块，用开水汆烫一下，捞出，沥干水分。口蘑切片，用开水焯一下。

（2）将口蘑下入油锅，加姜丝、葱花、少许酱油炒香。

（3）放入魔芋块，大火炒匀，加盐调味即可。

营养小贴士 口蘑和魔芋都有降低胆固醇、抗癌、助消化、通便的功效，搭配食用效果更佳，适合产后肥胖的新妈妈食用，对于防治高血脂、高血压、动脉硬化等症也有帮助。

3 菠菜鲜笋魔芋汤

材料 魔芋100克，菠菜200克，鲜竹笋50克，盐适量。

做法 （1）将材料洗净，菠菜切断，竹笋用开水焯一下后切块。

（2）将魔芋用清水浸泡10分钟，捞出用开水略烫，捞出后冲凉、切片。

（3）将菠菜、竹笋、魔芋下入开水中煮熟，加盐调味即可。

 **营养
小贴士**

菠菜营养丰富，可促进新陈代谢，与魔芋、竹笋同食，通便、去脂、减肥的效果更佳。

 魔芋鸡翅

材料 鸡翅中250克，魔芋100克，胡萝卜50克，色拉油、葱、酱油、料酒、蚝油、白砂糖、胡椒粉、水淀粉各适量。

做法 （1）将材料洗净，鸡翅拌入调味料腌一会。魔芋切片，胡萝卜去皮后煮熟、切片。

（2）将鸡翅放到油锅里炸到两面变色后捞出。

（3）把葱段、胡萝卜片和魔芋片同炒，并加入调味料和适量水烧开。

（4）改小火，放入鸡翅烧入味，待汤稍收干时，淋入少许水淀粉勾芡即可。

 **营养
小贴士**

魔芋能有效吸附胆固醇，含热量不高，又能增加饱腹感，与鸡翅同食，味美而不腻，能够帮助减少鸡翅中的热量和脂肪，妈妈减肥期间也可以食用。

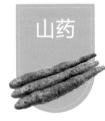 **山药**

　　山药中含有大量淀粉及蛋白质、B族维生素、维生素C、维生素E、葡萄糖等，对人体健康非常有益，具有补益肠胃、强身健体、增强免疫力的功效，有助于产后新妈妈身体的康复。山药中的淀粉酶、多酚氧化酶等物质，有利于改善胃肠消化吸收功能；山药中的可溶

性纤维让人在食用后产生饱胀感，从而控制进食欲望，借以减轻消化系统的负担；此外，山药中含有多种微量元素，且含量较为丰富，热量又相对较低，因此非常适合减肥时食用。

山药作为秋冬的保健食物效果更好，这是因为在秋冬季，产后不少新妈妈体质变得虚弱，会有手脚冰冷等问题出现，这时山药就能发挥作用，它补而不热，温而不燥，能够很好地补中、益气、养血，对身体很有好处。

另外，山药不宜与猪肝同食，否则山药中所含的维生素 C 会与猪肝中的铁质等金属离子发生反应，使营养成分遭到破坏，大大降低营养价值。此外，山药有收涩的作用，所以大便干燥的妈妈不宜食用。

因为山药含有大量淀粉，生吃不好消化，所以最好炒、煮、炖后熟食。山药表皮含有皂角素，会引起麻、刺等异常口感，所以在食用前应彻底刮净表皮。在去皮时要小心尽量不要碰到山药皮和黏液，否则会导致皮肤过敏，奇痒难忍，因此削完山药后最好马上用稍热的清水多洗几遍手。

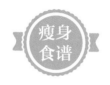

瘦身
食谱

1 白扁豆山药粥

材料　山药30克，白扁豆10克，粳米100克，白糖适量。

做法　（1）将材料洗净，山药去皮、切片。

（2）将白扁豆、粳米加适量水煮粥，快熟时加入山药片，煮至米烂粥稠，依个人口味加少许白糖调味即可。

**营养
小贴士**　白扁豆有健脾化湿、利尿消肿的功效，与富含膳食纤维的山药同食，清淡美味，减肥效果尤佳。

2 薏仁山药粥

材料　山药50克，薏仁20克，干红枣3个，粳米100克。

做法　（1）将材料洗净，山药去皮、切块。薏仁用温水泡透。

（2）将薏仁加入粳米煮成的粥中，煮约20分钟。

（3）下入山药块、红枣，煮至山药软烂即可。

**营养
小贴士**　有利水消肿作用的薏仁和山药同食，对消除水肿型肥胖很有帮助，并可补益身体，很适合新妈妈产后恢复食用。

③ 山药蜂蜜饮

材料 山药粉30克，蜂蜜适量。

做法 将山药粉加适量清水，小火煮开后焖约5分钟，加入蜂蜜调味即可。

营养小贴士 可以购买山药粉，也可以将山药去皮、切片、晒干，再用料理机打成粉状。这道饮品可以增强肠蠕动，排出身体内多余的毒素，改善便秘问题，可有效去除小腹部赘肉。

④ 桂花山药羹

材料 山药100克，桂花酱适量。

做法 （1）将山药洗净，去皮、切块。

（2）将山药块放入蒸锅蒸至软烂，取出冷却后，用筷子尽量搅碎成泥状。

（3）将少量桂花酱倒在山药泥上，即成。

营养小贴士 这道甜点口感香甜绵软，还有很好的减肥功效，可促进排便，减少脂肪堆积。不过因为桂花酱含有白糖、盐等，过多食用反而会增肥，所以制作时只放少许用于调味即可。

⑤ 苦瓜山药卷

材料 苦瓜60克，山药60克，果丹皮、蜂蜜、盐各适量。

做法 （1）将材料洗净，把苦瓜切段、去瓤，放在淡盐水中焯一下。把山药去皮，切成条状。

（2）山药加适量清水煮烂，捞出备用。

（3）把果丹皮摊开，放入山药条后卷成卷，填入空心的苦瓜中，淋上蜂蜜即可。

营养
小贴士

苦瓜中的苦瓜素能够抑制脂肪吸收，与富含膳食纤维的山药同食，减肥效果尤佳，并且还有补肾益气、强身健体的功效。

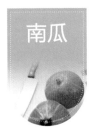

南瓜

南瓜是一种富有营养的健康食品。它所含的果胶能够吸附体内的毒素和重金属铅等有害物质，有很好的解毒作用。

好处

南瓜中所含钴量很丰富，能够促进人体新陈代谢，并可参与合成人体胰岛细胞必需的维生素 B_{12}，适量食用可有效降低血糖含量，防治肥胖引起的高血糖症。除此以外，南瓜还含有丰富的 $\beta-$ 胡萝卜素、维生素 A、维生素 B、维生素 C 及矿物质、可溶性膳食纤维等，而且热量极低，产后食用能够产生饱腹感，有助于控制饮食，并可促进消化，补益身体，提高人体免疫能力。不仅如此，南瓜中的不饱和脂肪酸还有利尿去肿的功效，对水肿型肥胖有一定防治作用。

食用禁忌

不过，南瓜虽好，也不能过量食用。否则摄取 $\beta-$ 胡萝卜素过多，就会沉积在皮肤表层，呈现出一种难看的黄色，所以每次进食量最好不要超过 200 克。

南瓜的食用方法很多，可煮粥、蒸食、熬制、煮饭等，可以替代主食，也可以作为两餐之间的点心，少量食用就能抵御节食减肥所产生的饥饿感。

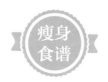

瘦身
食谱

1 南瓜粥

材料 粳米100克，南瓜肉150克，冰糖适量。

做法 （1）材料洗净，粳米浸泡，南瓜肉切块。

（2）将粳米与南瓜一起入锅，加水中火煮20分钟。

（3）将南瓜捣成泥，调入少量冰糖，续煮30分钟即可。

营养小贴士 这道粥品香糯软烂，营养丰富，口感微甜，有很好的清热解毒、降糖降脂的功效。

2 红枣南瓜汤

材料 南瓜200克，干红枣10粒，白糖适量。

做法 （1）将材料洗净，把南瓜去皮、切块，红枣用水泡约1小时，去核。

（2）将南瓜、红枣加适量水一起煮烂，加白糖调味即可。

营养小贴士 红枣能够帮助恢复肠胃的正常排毒，与南瓜同煮排毒功效更好，而且可以延缓肠道对糖和脂肪的吸收，对瘦身减肥很有帮助。

3　南瓜番茄汤

材料　南瓜200克，番茄1个，色拉油、盐各适量。

做法　（1）将材料洗净，把南瓜、番茄切块。

（2）将南瓜块放入油锅中略炒，放入番茄，加水煮开，再加少许盐调味即可。

营养小贴士　这道汤含有丰富的水分和膳食纤维、果胶等，能够很好地吸附体内的杂质、毒素等，可起到排毒瘦身的作用，并能增加饱腹感，对减肥期间控制饮食很有帮助。

4　南瓜饭

材料　南瓜200克，大米100克。盐适量。

做法　（1）将材料洗净，把南瓜去皮、切小块。大米淘洗干净。

（2）将大米放入锅中，再将南瓜块均匀地盖在大米上。加适量清水，中火焖煮约10分钟。

（3）加入少许盐调味，搅拌均匀，继续焖至水分收干即可。

营养小贴士　南瓜饭可以作为主食，比普通的米饭热量更低，而且能够促进消化、降低血糖水平，对于减肥瘦身很有帮助。

玉米

玉米是粗粮中的保健佳品，对人体健康颇为有利。

在购买玉米时，宜选择鲜玉米，这是因为在储存过程中，玉米所含的营养物质含量会迅速下降，因此老玉米中的水分、活性物、维生素等各种营养成分都大大低于鲜玉米。

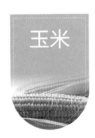

玉米中所含的大量天然维生素 E，有促进细胞分裂、延缓细胞衰老、降低血清胆固醇的功效；玉米胚尖所含的营养物质能够增强人体新陈代谢；玉米中含有较多的膳食纤维及镁，可加强胃肠蠕动，促进机体废物的排泄。吃玉米还能让人有饱足感，从而减少饭量，因此玉米非常适合有产后肥胖问题的妈妈食用。

需要提醒的是，玉米发霉后会产生致癌物，所以发霉的玉米绝对不能食用。而且如果长期以玉米为主食，虽然对减肥瘦身有利，却会导致营养不良，不利健康，因此应注意与其他食物搭配食用，以达到营养均衡的效果。

至于玉米的吃法，则可以根据自己的喜好进行选择。可以将嫩玉米煮熟或蒸熟食用，也可以煮汤代茶饮。烹调虽然会使玉米损失部分维生素 C，却可以使人体获得营养价值更高的活性抗氧化成分。玉米粉碎后制成的玉米面，则可以与大豆粉混合食用，营养价值能够提高很多；此外，也可以用大米（或小米）、玉米面（掺）加小豆熬粥，熬煮时，应加一小匙纯碱或小苏打，可将维生素 B_5 分离出来，利于人体吸收。

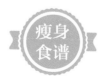

甜椒炒嫩玉米

材料　嫩玉米粒200克，红绿甜椒50克，色拉油、盐、白糖、味精各适量。

做法　（1）把材料洗净。把红绿柿椒去蒂去籽，切成小丁。

（2）把玉米粒、少许盐放入油锅中略炒，再加入少量清水、甜椒丁翻炒片刻，加入白糖、味精略炒即可。

 营养小贴士　这道菜富含维生素C、膳食纤维，有开胃消食、促进消化、缓解便秘等功效，能够达到去脂减重的目的。

2 玉米糊

材料　玉米粉50克，葱、姜、盐各适量。

做法　（1）将玉米粉放入开水中搅匀、煮熟成糊状。

（2）锅内加入葱末、姜末、少许盐，略煮即可。

 营养小贴士　玉米糊热量极低，而且有很好的降低血糖血脂的作用，不仅可作为减肥时的一道主食偶尔食用，也可用于防治高血脂、高血压、冠心病等。

3 玉米汤

材料　玉米粒30克，玉米须15克。

做法　（1）将材料洗净。玉米粒用开水焯一下。

（2）将玉米粒、玉米须下入锅中，加适量清水煮汤即可。

 营养小贴士　这道汤有很好的利水消肿作用，可改善水肿型的产后肥胖，也可以用于防治慢性肾炎等。

4 玉米面蒸饺

材料 玉米面50克，小麦面粉200克，韭菜150克，虾皮20克，色拉油、香油、甜面酱、盐、味精、花椒粉各适量。

做法 （1）将韭菜洗净、切碎，与虾皮、少量甜面酱、盐、味精、花椒粉、色拉油、香油拌匀，做成馅料。

（2）把玉米面与小麦面粉混合，加适量开水拌和好，分成若干个小团，擀成圆皮，包入馅料，捏成饺子形，上笼蒸约15分钟即可。

营养小贴士 这道点心能够为产后新妈妈提供蛋白质、脂肪、碳水化合物、钙、磷、铁等营养成分，并有促进消化、通利小便、消除水肿的功效，可改善水肿型肥胖。

兔肉

兔肉含有丰富的蛋白质，每100克兔肉中蛋白质含量高达21.5克，比一般肉类都高，营养价值很高。但是脂肪、胆固醇含量又比较低，每100克兔肉中脂肪不足0.5克，胆固醇不足90毫克，而且脂肪多为不饱和脂肪酸。

好处 吃兔肉不容易发胖，很适合想要瘦身却又喜欢吃肉类食物的妈妈食用，常吃对高血压、冠心病、糖尿病等也有防治作用。而且兔肉质地细嫩，味道鲜美，肉中筋络少，容易消化，还能促进母乳分泌，哺乳期间也可以食用。

食用禁忌 夏秋季节，气候干燥炎热的时候很适合吃兔肉，兔肉性凉味甘，能补脾益气，用于进补也不会引起上火。但是寒冬和初春时节，天气寒凉，则不宜再多吃凉性的兔肉，以免损伤脾胃，并且月经期间或有脾胃虚寒症状的妈妈也不宜食用兔肉。此外，兔肉不宜与橘子、生姜、芥末等性味相反的食物同食，否则可引起腹泻、上火等不良反应。

 烹饪技巧

兔肉可以用于煮汤、入菜肴，和其他食物一起烹调能够提升食物的鲜味。在烹制兔肉前最好用清水浸泡，直到兔肉泡至发白，吃起来才没有土腥味。在切兔肉时要注意顺着纤维纹路下刀，这样可以避免加热后兔肉变得过于细碎且不易煮烂。

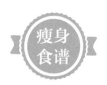
瘦身食谱

1 枸杞炖兔肉

材料 枸杞子15克，兔肉250克，盐适量。

做法（1）将材料洗净，把兔肉切成块。

（2）将兔肉加入适量清水，煮开，再放入枸杞子，煮至肉烂，加少许盐调味即可。

 营养小贴士

枸杞有滋阴补肾、消除水肿的功效，气虚血虚的妈妈适合食用，与兔肉同食减肥功效更佳，并且还有养颜美容的效果。

2 兔肉山药羹

材料　兔肉250克，山药40克，天花粉50克，盐适量。

做法　（1）将材料洗净。兔肉切块，山药去皮、切小块。

（2）将兔肉、山药、天花粉加适量清水煮至兔肉烂熟，加少许盐调味即可。

营养小贴士　天花粉有清热泻火消肿的功效，与兔肉、山药同食，不仅可以消除水肿，防治水肿型肥胖，还有降低血糖、预防糖尿病的功效。

3 兔肉粥

材料　粳米100克，兔肉100克，荸荠100克，香菇（鲜）50克，盐、味精、胡椒粉、葱、姜各适量。

做法　（1）将材料洗净。兔肉、香菇切成丁，荸荠去皮切成小丁。

（2）把兔肉丁、荸荠丁、香菇丁、盐、葱末、姜末加入粳米熬成的粥中，改用小火慢慢熬煮，熟后调入味精、胡椒粉即可。

营养小贴士　兔肉粥营养丰富，热量较低，加入能促进大肠蠕动的荸荠，能够缓解便秘，促进新陈代谢，减少脂肪堆积，可作为减肥瘦身时的营养加餐。

4 冬瓜兔肉汤

材料　兔肉100克，冬瓜100克，盐、味精各适量。

做法　（1）将材料洗净，把兔肉切块，用开水汆烫捞出。冬瓜去皮、切块。

（2）将兔肉和冬瓜加适量清水烧开，再用小火炖至兔肉熟烂后，加少许盐、味精调味即可。

营养小贴士　这道汤品色泽清爽、味道鲜美，适合夏秋季节食用，具有滋补身体、降低血糖血脂、减肥瘦身的功效。

 胡萝卜炖兔肉

材料　兔肉250克，胡萝卜50克，料酒、葱、姜、大料、花椒、色拉油、盐各适量。

做法　（1）将材料洗净，把兔肉整理干净，放在开水中煮熟。胡萝卜切块。

（2）另起一锅放入少许色拉油，把葱、姜、大料、花椒炒出香味后，放入兔肉略翻炒。

（3）将兔肉放入炖锅中，加料酒、适量清水，炖约20分钟。

（4）加入胡萝卜块再炖约10分钟，最后加少许盐调味即可。

营养小贴士　兔肉属于高蛋白质、低脂肪、少胆固醇的肉类，对于想减肥的人来说非常适合。而且吃炖兔肉还能增强体力，提高身体免疫力，有助于妈妈产后恢复。

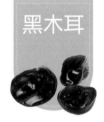 **黑木耳**

黑木耳质地薄而柔软，味道鲜美富有弹性，营养丰富，特别是含铁量比猪肝还高出几倍，能够为身体提供充足的铁，能够防治缺铁性贫血，对于产后新妈妈则有非常好的补血作用，而且黑木耳中蛋白质、钙、维生素等的含量也很丰富，新妈妈在产后服用有助于体质恢复，并可养血美容，让新妈妈的肌肤红润光泽。

黑木耳中所含的胶质等成分能够吸附体内残留的杂质、毒素，可起到清肠排毒的作用。而黑木耳丰富的膳食纤维还可促使肠道脂肪食物的排泄，减少食物中脂肪的吸收，从而起到防止肥胖和减肥的作用。常吃还能降低血液黏稠度、软化血管，预防动脉硬化、高血压、高血脂等疾病。

不过，黑木耳比较难消化，不适合脾胃虚弱的妈妈食用。而且木耳不能生吃，这是因为新鲜的黑木耳中含有一种叫卟啉的光感物质，经日光照射后可引起过敏性皮炎，使暴露在日光下的皮肤出现瘙痒、红肿现象。所以烹调时应选用已经过暴晒制成的干木耳，其中的卟啉已大部分分解，不会对人体产生不良影响。在烹饪前再将黑木耳用清水充分浸泡，并多换几次水，就能将剩余毒素去除干净了。

需注意的是泡发黑木耳要用凉水，可使干木耳迅速膨胀，且口感更为脆嫩爽口，如果用热水则会膨胀不足且口感不佳。

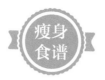
瘦身食谱

1 凉拌黑木耳

材料 黑木耳25克，芹菜100克，葱、醋、盐、白糖、酱油各适量。

做法 （1）将材料洗净，把黑木耳用冷水泡发，撕成小朵，用开水焯一下。将芹菜切小段。

（2）将黑木耳、芹菜加上少许盐、醋、白糖、酱油，调味拌匀即可。

营养小贴士 芹菜生吃营养又美味，而且富含膳食纤维，与木耳同食，可促进消化、改善便秘，很适合瘦身。

 黑木耳豆腐汤

材料 黑木耳25克，豆腐200克，盐适量。

做法 （1）将材料洗净，把黑木耳用冷水泡发，撕成小朵。把豆腐切成片。

（2）将豆腐与黑木耳加入适量清水煮熟，加少许盐调味即可。

营养小贴士 豆腐可补中益气、生津止渴、清洁肠胃，与黑木耳同食效果更佳，能减少脂肪堆积，并有降低胆固醇的功效。

 黑木耳炒莴苣

材料 莴苣250克，黑木耳25克，大蒜、葱、姜、味精、盐、香油、色拉油各适量。

做法 （1）将材料洗净，把黑木耳用冷水泡发，撕成小朵。把莴笋去皮，切成薄片。

（2）将木耳、莴笋下油锅，加姜、蒜、葱炒熟后，加少许盐、味精调味即可。

这道菜色泽搭配美观，口感爽脆可口，所含热量极低。能够促进消化，改善便秘，去脂瘦身，并且莴苣还有通乳的作用，很适合新妈妈产后食用。

4 黑木耳炒香菇

材料　香菇25克，黑木耳15克，姜、大蒜、色拉油、盐、酱油、味精各适量。

做法　（1）将材料洗净，香菇用温水泡发，黑木耳用冷水泡发，撕成小朵。

（2）将黑木耳放入油锅中，放入酱油、蒜茸、姜片、少许盐，翻炒数分钟。

（3）锅内加入香菇和适量清水，用小火焖煮至黑木耳熟烂后，加少许盐、味精调味即成。

这道菜能够降低血液中的血糖和胆固醇含量，可防治糖尿病、高血压、冠心病等，也有很好的去脂减重功效。

5 黑木耳煎嫩豆腐

材料　黑木耳50克，嫩豆腐300克，蘑菇50克，金针菇20克，料酒、酱油、鸡汤、盐、味精、香油、水淀粉各适量。

做法　（1）将材料洗净，把黑木耳用冷水泡开，撕成小朵，将蘑菇、金针菇、豆腐切好。

（2）把豆腐下入油锅中煎成两面金黄色，再加入黑木耳、蘑菇片、金针菇略炒。

（3）锅内加入酱油、鸡汤、少许盐、味精调味，再略烧一会，即可用水淀粉勾芡出锅。

营养
小贴士

这道菜非常清淡，而且富含膳食纤维，可改善便秘，消除小腹赘肉。

⑥ 黑木耳瘦肉汤

材料 黑木耳10克，瘦猪肉50克，姜、盐各适量。

做法 （1）将材料洗净。把黑木耳用冷水泡开，撕成小朵。瘦猪肉切细丝。

（2）将黑木耳、瘦猪肉加适量清水，熬煮成汤，然后加少量盐及味精调味即可。

营养
小贴士

黑木耳具有抗血小板聚集、降低血液黏度、预防动脉硬化的功效，与瘦肉同吃，可为瘦身期间的妈妈补充营养，而且热量很低，不用担心吃下发胖的问题。

⑦ 黑木耳虾球

材料 水发黑木耳100克，虾仁100克，鸡肉茸50克，菠菜50克，芝麻30克，清汤、料酒、姜、色拉油、葱、干淀粉、盐、味精各适量。

做法 （1）将材料洗净，把黑木耳撕碎，与少许盐、味精、芝麻、鸡肉茸、干淀粉和清汤一起搅拌均匀，捏成若干个丸子。

（2）将虾仁包入丸子中，放入油锅中略炸一下。

（3）虾球放入清汤中，加入料酒、姜末、少许盐、味精烧开，再下入菠菜叶略煮即可。

**营养
小贴士**

虾仁对产后妈妈调养身体很有好处，并且有通乳的功效，适合哺乳期食用，而且脂肪含量少，与黑木耳同食，既能滋补身体，又不用担心发胖，是一道很好的产后瘦身美食。

⑧ 黑木耳红枣汤

材料 黑木耳10克，干红枣50克，冰糖适量。

做法 （1）把材料洗净，红枣用水泡一会，黑木耳用冷水泡发、去根。

（2）把黑木耳、红枣、冰糖加适量水煮开，再用小火炖约半个小时即可。

**营养
小贴士**

这道汤有很好的排毒作用，利于体内产生的垃圾及时排出体外，还能促进胃肠蠕动而防止便秘，减少体内脂肪、毒素、杂质等的堆积，从而起到防止肥胖和减肥的作用。

马铃薯

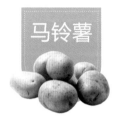

　　马铃薯，也叫土豆、洋芋等，是一种营养非常全面的食物。它富含钾、镁等矿物质，对于水肿型的肥胖也有改善作用。它还含有能够让人产生饱腹感的膳食纤维，可促进胃肠蠕动，疏通肠道，并且脂肪含量极少，用来代替主食可起到减肥的效果。

马铃薯能提供对心血管系统有保护作用的黏液蛋白，有助于预防高血压、动脉硬化等症。马铃薯烹熟后质地柔软，易于消化吸收，不伤肠胃，妈妈在产后恢复阶段也可以适量食用。

需要提醒的是，马铃薯长芽的地方含有毒素，不宜食用，而且马铃薯皮中的生物碱对人体也是有害的，特别是发青的马铃薯皮毒素含量更高，所以在烹调前要将皮去尽，将长芽的地方彻底挖除，再用冷水稍微浸泡一会，以免马铃薯氧化发黑。在存放马铃薯时则要注意避光，放在阴凉的地方，而不要放在冰箱中储存，以免马铃薯长芽、腐烂或冻伤。

瘦身期间食用马铃薯不适合油炸、油煎，因为马铃薯吸附油脂的能力很强，如果做成炸薯条、薯片后热量可达不放油时的 2 倍还多，常吃会加重肥胖的程度。如果将马铃薯入菜肴，则需要相应地减少主食的分量，否则也会使身体摄入过多的热量而发胖。

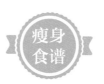

1 水煮马铃薯

材料　马铃薯200克，醋适量。

做法　（1）将马铃薯洗净、去皮，在冷水中浸泡一会。

　　　　（2）将马铃薯加适量清水煮至完全熟透，捞起冷却后，蘸醋即可。

可以用于替代主食，热量比普通的米饭低，而且有很好的饱腹效果，并可改善便秘，非常适合想减肥的时候食用。

2 土豆丝

材料 马铃薯200克，盐、味精、香油各适量。

做法 （1）将马铃薯洗净、去皮，在冷水中浸泡一会后切成细丝。

（2）将土豆丝加适量清水，煮至完全熟透后捞起，加少许盐、味精调味，拌上香油即可。

可用于替代主食，有很好的饱腹效果，有助于减肥期间控制饮食，并且还能帮助排毒通便。

3 马铃薯沙拉

材料 马铃薯200克，红萝卜100克，色拉油、盐各适量。

做法 （1）将材料洗净，马铃薯去皮，在冷水中浸泡一会。

（2）把马铃薯、红萝卜放到开水中煮软，切成小块，抹上少量色拉油后压成泥，加少许盐调味即可。

这道菜所含热量极低，而且有很好的促进消化、降脂减肥的功效，适合产后瘦身时食用。

土豆泥

材料 马铃薯250克，鸡肉150克，青豌豆20克，胡萝卜50克，姜、盐、鸡汤、料酒各适量。

做法 （1）将材料洗净，鸡肉剔去筋膜，胡萝卜切成丁。将马铃薯去皮，在冷水中浸泡一会，切小块。

（2）将马铃薯上锅蒸熟后取出，碾成泥状。

（3）将鸡肉放入汤锅，加入姜、料酒，煮熟捞出放凉后剁碎成末。

（4）锅里放入鸡汤，汤沸腾后将鸡肉、土豆泥、胡萝卜丁、豌豆一起放入鸡汤里，用中火熬成糊状，放少许盐调味即可。

 营养小贴士

可用于替代主食，有很好的饱腹作用，并可和胃、健脾，肠胃功能不佳的妈妈也可以食用。

红薯

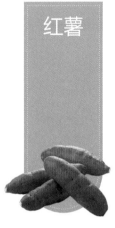

红薯是一种营养价值非常丰富的食物，它富含蛋白质，淀粉，果胶，氨基酸，膳食纤维，胡萝卜素，维生素A、B、C、E以及钙、钾、铁等10余种微量元素。其中大量的膳食纤维能够有效刺激肠道蠕动和消化液的分泌，促进消化，避免积食。而且膳食纤维能增加人体粪便体积，增强排泄功能，常吃有助于缓解便秘等症，有利于维持人体正常生理平衡；此外，红薯中所含的大量黏液蛋白对人体有特殊保护作用，它能保持人体心血管壁的弹性，防止动脉粥样硬化，减少皮下脂肪，还能防止肝脏和肾脏中结缔组织萎缩，润滑消化道、呼吸道、关节腔和浆膜腔，缓解疲劳，提高人体免疫力。

食用禁忌

　　胃肠功能不佳、身体虚弱的新妈妈可以适当食用红薯，有促进产后康复、瘦身减重、排毒养颜的功效，但注意每次食用最好不要超过 150 克，以免红薯中的氧化酶摄入过量，会在胃肠道内产生大量二氧化碳气体，引起腹胀、腹痛、打嗝等不良反应。

　　不少人认为吃红薯会引起肥胖，因此不敢食用，其实红薯中脂肪含量不高，是很好的低脂肪、低热能的营养食品，所以吃了之后不必担心会发胖，反而可起到减肥作用。不过需要注意的是，红薯中的淀粉颗粒不经高温破坏，难以消化，因此红薯不宜生吃，而应蒸熟煮透后食用。

烹饪技巧

　　由于红薯缺少蛋白质和脂肪，因此不宜作为主食长期食用，而应搭配蔬菜、水果及蛋白质食物一起吃，才不会营养失衡。

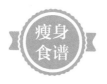

瘦身食谱

1 煮红薯

材料　红薯150克。

做法　（1）将红薯洗净，可以用钢丝球刷洗，洗得更加干净。

　　　　（2）红薯加适量清水，煮至红薯软烂即可。

营养小贴士

红薯香甜可口，含热量低，可产生饱腹感，有助于瘦身期间控制饮食，但一次不能吃得过多，否则会引起腹胀、胃酸、呃逆，吃的时候最好搭配一些咸味的小菜。

2 红薯粥

材料 红薯150克，粳米100克。

做法 （1）把红薯洗净，连皮切成小块。

（2）将红薯放入粳米煮成的粥中，煮熟即成。

营养小贴士 喝红薯粥能够通便排毒、减肥、健美体形，并有调理身体的功效，很适合产后新妈妈食用。

3 红薯泥

材料 红薯150克。

做法 （1）把红薯洗净。

（2）将红薯上笼蒸或放入清水中煮熟，取出冷却后，去皮压成泥状即可。

营养小贴士 红薯泥能够通便排毒，减少脂肪堆积，而且热量较低，适合瘦身期间食用。吃的时候最好搭配些蔬菜、水果等，以满足营养均衡的要求。

4 红薯烙饼

材料 红薯150克，面粉、葱、盐各适量。

做法 （1）把红薯洗净。将红薯蒸熟，去皮后捣成糊状。

（2）将红薯和适量面粉、水、葱花、少许盐等拌匀，捏成圆饼，放入平底锅用油烙熟即可。

营养小贴士　红薯烙饼健康美味，可产生饱腹感，有助于控制食欲。但不宜多食，以免引起腹胀、反酸。

⑤ 炒红薯玉米粒

材料　红薯150克，玉米粒50克，青椒50克，盐、味精、高汤、色拉油、水淀粉各适量。

做法　（1）将材料洗净，把红薯去皮切成丁，青椒切碎，玉米粒用开水焯一下。

（2）将红薯丁放入油锅略炸，再放入青椒、玉米粒翻炒。

（3）锅内加入高汤、盐、味精炒至红薯熟烂后，用水淀粉勾芡即可。

营养小贴士　红薯、玉米都有促进消化、帮助排毒的功效，可减少脂肪堆积，对减肥很有帮助。而且这道菜富含蛋白质、维生素、无机盐等，能够满足营养均衡的需要。

黄瓜

黄瓜富含多种营养成分，其中黄瓜酶能够促进新陈代谢，减少脂肪堆积，而且黄瓜中所含的丙醇二酸等有抑制糖类转化为脂肪的功效。常吃黄瓜，大量膳食纤维能够促进消化，改善便秘，帮助排出毒素，清扫体内"垃圾"，因而是减肥时必不可少的一种食物，对于防治水肿、肥胖、高血压、高血脂等都有效果。

食用禁忌

由于黄瓜是凉性食物，所以有脾胃虚弱、腹痛腹泻等情况时不宜多吃生黄瓜，同样哺乳期的妈妈也要注意食量，以免乳汁变凉性，引起宝宝腹泻。而且过量食用黄瓜可能导致机体营养不良、贫血等症，因此最好和其他蔬菜、水果一起搭配食用，但要注意黄瓜不宜和辣椒、菠菜、小白菜、番茄、橘子等同食，以免黄瓜中的维生素 C 分解酶破坏其他蔬菜中的维生素 C，降低人体对营养的吸收。

烹饪技巧

除了适量生吃黄瓜外，也可以将黄瓜煮熟或入菜肴食用，烹制时注意不要长时间高温炒或者煮黄瓜，也不要用力挤去黄瓜的汁液，否则会使黄瓜的营养成分大大流失。此外，减肥期间不宜吃腌制的黄瓜，否则会摄入过量盐分，引起体内水液潴留，加重水肿型的肥胖。

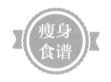

瘦身
食谱

1 凉拌黄瓜

材料 黄瓜100克，盐、糖、醋、香油各适量。

做法 （1）先将黄瓜去皮、洗净，切成薄片。

（2）将黄瓜加少许盐、糖、醋、香油，拌匀即可。

营养小贴士 这道菜酸爽可口，具有清热开胃，生津止渴、排毒去腻、减肥美体的功效，在天气炎热的夏天食用更佳。

2 紫菜黄瓜汤

材料　黄瓜150克，紫菜15克，海米、盐、酱油、香油、味精各适量。

做法　（1）将材料洗净，黄瓜去皮、切片。

（2）将黄瓜、海米加入开水中，放入少许盐、酱油，煮开。

（3）锅内下入紫菜，淋上香油，加入少许味精，搅匀即可。

营养小贴士　这道汤所含热量很低，可为身体提供碘、膳食纤维等营养成分，可以帮助清除身体里的毒素和"垃圾"，起到瘦身减重的作用。

3 黄瓜蒲公英粥

材料　黄瓜100克，粳米100克，鲜蒲公英30克。

做法　（1）将材料洗净，黄瓜去皮、切片，蒲公英切碎。

（2）将黄瓜、蒲公英下入粳米煮成的粥中，再煮片刻即可。

营养小贴士　蒲公英有清热解毒、降低血脂、利水消肿的功效，与黄瓜同食，减肥瘦身的效果更佳。天气炎热的夏季食用尤好。

4 黄瓜拌木耳

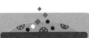

材料　水发黑木耳20克，黄瓜200克，盐、醋、香油各适量。

做法　（1）将材料洗净，把黄瓜切成薄片，用盐腌几分钟后，放入清水中洗净。

（2）黑木耳撕成小朵，用开水焯烫，熟后捞出沥干水分。

（3）将黄瓜、黑木耳加少许盐、醋、香油，拌匀即可。

营养 小贴士

黑木耳能够吸附体内的杂质和毒素，并排出体外，黄瓜能够抑制脂肪增长，二者同食，减肥降脂的功效更好。

5 黄瓜烧豆腐

材料 　黄瓜200克，豆腐200克，色拉油、葱、姜、盐、味精、水淀粉各适量。

做法 　（1）将材料洗净，把黄瓜切片，豆腐切成薄块。

（2）将豆腐下入油锅煎至两面金黄，放入黄瓜，加少许盐、味精，适量清水焖烧。

（3）汤汁将收干时，用水淀粉勾芡即可。

营养 小贴士

这道菜热量极低，可清热利尿、解毒去脂，并且能为身体补充蛋白质、维生素等，适合减肥期间食用。

6 黄瓜炒猪肝

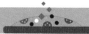

材料 　黄瓜100克，猪肝150克，水发木耳10克，色拉油、酱油、盐、白糖、水淀粉、葱、姜、蒜各适量。

做法 　（1）将材料洗净，把猪肝切成片，用适量水淀粉、少许盐搅匀。

（2）把猪肝放入油锅中与葱、姜末、蒜末和黄瓜、木耳同炒，并放少许酱油、盐、白糖调味即可。

营养 小贴士

猪肝热量较低，有补血、解毒等功效，和黄瓜同食，不仅能够达到减肥的目的，而能为新妈妈提供丰富的铁质，有助于防止产后缺铁性贫血。

7　蛋花青瓜汤

材料　鸡蛋2个，黄瓜100克，虾米20克，香油、盐、味精各适量。

做法　（1）将黄瓜洗净切片，虾米用温水发好，鸡蛋打散搅匀。

（2）将虾米、鸡蛋浆倒入开水中，待蛋浆起花，加入黄瓜片、少许盐、味精略煮片刻，淋上香油即成。

营养小贴士　这道汤富含身体所需的蛋白质、脂肪、维生素和矿物质，而且能够降低胆固醇含量和防止便秘，从而达到减肥的目的。

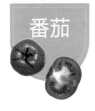

番茄是西红柿的学名，是一种减肥保健的佳品。每天食用100克左右的番茄，就可以为人体提供丰富的维生素、胡萝卜素和矿物质等。

好处　番茄富含果酸等，能够促进消化，调整胃肠功能，并可降低胆固醇含量，有助于防治动脉硬化、高血脂、冠心病等症。番茄中的钾及碱性矿物质能促进血液中钠盐的排出，可降低血压、利水消肿，对于高血压、水肿型肥胖等有防治作用。不仅如此，番茄中的番茄红素还有保护皮肤免受外界紫外线辐射的作用，常吃可使皮肤保持细腻白皙，并可帮助新妈妈减轻怀孕时留下的色斑。

食用禁忌　不过，由于番茄性凉，大量生吃可引起腹痛、腹泻、呕吐等，特别是脾胃虚寒和月经期间，更要少吃。另外，空腹时也不宜吃番茄，以免番茄中的胶质等化学物质与胃酸发生反应，引起胃痛、胃胀。在选购番茄时，要避免选到未成熟的青色番茄，其中可能含有有毒的龙葵碱，误食会引起头晕、恶心、呕吐等不良反应。

烹饪技巧

番茄口味酸甜，除了适量直接生食外，还可以加工成新鲜的番茄汁饮用，也可以入菜肴，但应注意番茄最好不要与黄瓜、胡萝卜等含有维生素C分解酶的食物同食，否则会使维生素C遭到分解破坏，降低了营养价值。在烹饪番茄时要注意避免长时间高温加热，也不要放入冰箱冷冻，否则会破坏番茄中的营养成分。

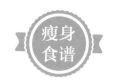
瘦身
食谱

1 鲜榨番茄汁

材料　番茄150克，冰糖适量。

做法　（1）将番茄去蒂、洗净，在开水中烫一下，去皮，切小块。

（2）将番茄、少许冰糖一起放到榨汁机里打成汁即可。

营养
小贴士

番茄汁制作方便，而且能够很好地保留维生素C等营养成分，有美容解毒、健胃消食、利水消肿的功效，适合减肥期间饮用。

2 番茄炒鸡蛋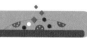

材料　鸡蛋2个，番茄100克，色拉油、盐、糖、水淀粉各适量。

做法　（1）将番茄去蒂、洗净，用开水烫一下，去皮，切片。

（2）将鸡蛋打散，加少许盐、水淀粉搅匀，下入油锅炒散铲出。

（3）将番茄下入油锅中煸炒，加少许糖，再加入鸡蛋同炒，加少许盐调味即可。

这道菜色泽搭配鲜艳，营养丰富，可以为身体提供大量的蛋白质、维生素，有滋补、美容的功效，而且热量较低，减肥期间也可以食用。

③ 番茄沙拉

材料　番茄150克，菠菜100克，色拉油、盐、醋各适量。

做法　（1）把材料洗净，番茄去蒂，用开水烫一下，去皮，切成小块。菠菜用开水汆烫后切碎。

（2）把番茄块、菠菜加适量色拉油、少许盐、醋搅拌均匀即可。

这道菜富含能够为身体提供维生素C、膳食纤维等营养成分，有美容护肤、促进消化的功效。

④ 番茄焖毛豆

材料　番茄150克，毛豆50克，色拉油、酱油、味精、盐各适量。

做法　（1）把材料洗净，番茄去蒂，用开水烫一下，去皮，切成块状。

（2）把毛豆、番茄放入油锅中略炒。

（3）锅内加水，用中火焖煮，熟后加少许酱油、盐、味精等调味即可。

毛豆营养丰富均衡，含有有益的活性成分，经常食用有助于保持苗条身材，和番茄一起吃，瘦身效果更好。

柿子椒，也叫甜椒、菜椒、彩椒，是青椒的一种，因为味道不辣而略带甜味，常用于做蔬菜食用，而不是作调味料。

柿子椒所含的辣椒素能够增进食欲、促进消化，还有防治便秘、减少体内脂肪堆积的功效，有利于瘦身减肥。柿子椒中还含有丰富的维生素C、胡萝卜素、叶酸等，营养价值很高，常吃还能增加体力，缓解疲劳，并可预防产后贫血。

柿子椒可以洗净生食，能够保证维生素不会流失。如果入菜肴食用，烹制时注意不宜高温大火或长时间加热，否则会破坏柿子椒中的营养成分。而且柿子椒一次不要吃得太多，否则可能会肠胃造成刺激作用，引起胃痛、腹泻等不良反应，一般每次食用量不应超过60克。

瘦身 食谱

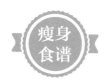 凉拌柿子椒

材料 柿子椒1个，洋葱1个，紫甘蓝50克，盐、醋、白糖各适量。

做法 （1）将柿子椒去蒂、洗净，切成丝。洋葱剥皮洗净，切成丝。紫甘蓝用淡盐水浸泡后洗净，切丝。

（2）洋葱、柿子椒、紫甘蓝加少许盐、白糖、醋，拌匀即可。

 这道菜能够为身体提供大量的膳食纤维和维生素C、辣椒素等，有助于加速新陈代谢、促进脂肪燃烧、抑制肠道对脂肪的吸收，达到瘦身美体的目的。

② 蜂蜜番茄甜椒饮

材料 红柿子椒1个，番茄1个，蜂蜜适量。

做法 （1）将柿子椒去蒂、洗净，切成小块。将番茄去蒂、洗净，在开水中烫一下，去皮，切小块。

（2）将柿子椒和番茄一起放入榨汁机，加入适量凉开水，搅打成汁后，加少许蜂蜜调味即可。

营养小贴士 将番茄和柿子椒榨汁饮用，能够较好地保留其营养成分，经常饮用可以起到利水消肿、促进消化、改善便秘、去脂除腻等功效。

③ 话梅汁柿子椒

材料 柿子椒1个，干话梅8~10粒，白糖适量。

做法 （1）将柿子椒去蒂、洗净，切成细丝。

（2）将干话梅用温水充分浸泡，加少许白糖，调成梅汁。

（3）将柿子椒沥干水分，浸泡在梅子汁中，待入味后即可食用。

营养小贴士 梅汁中含有大量的柠檬酸，可促进人体热能代谢，减少脂肪堆积，与富含辣椒素的柿子椒同食，瘦身减肥的功效更佳。

④ 柿子椒炒魔芋

材料 魔芋豆腐100克，柿子椒1个，色拉油、盐、味精各适量。

做法　（1）将柿子椒去蒂、洗净，切块。魔芋豆腐切块，用开水汆烫一下，捞出，沥干水分。

（2）将魔芋下入油锅，大火翻炒。

（3）锅内放入柿子椒，翻炒，加少许盐、味精调味即可。

 营养小贴士　这道菜可以提供丰富的膳食纤维、维生素、氨基酸，可清肠胃、助消化、降低胆固醇，而且热量极低，是一道减肥瘦身的佳品。

 **白菜**

白菜是一种营养价值颇高的蔬菜，它含有蛋白质、脂肪、多种维生素和钙、磷等矿物质以及大量膳食纤维，能够为身体提供多种必需的营养素，并可促进消化、缓解便秘，对消除脂肪、减轻体重很有帮助。白菜中所含的钾能够帮助将盐分排出体内，并有利水消肿的作用。白菜中还含有大量容易被人体吸收的水分，并且热量极低，因而非常适合在减肥期间食用。

 食用禁忌　需要注意的是，新妈妈如果有腹泻或消化道溃疡的情况，就应当尽量避免食用白菜，以免加重病情。此外，腐烂的白菜或者没有腌透的白菜也不能食用，这是由于在细菌的作用下，大白菜中的硝酸盐已经转变为有毒的亚硝酸盐，食用后会发生危险。

 烹饪技巧　白菜的吃法多种多样，最常见的是与其他食物一起炒食或炖食，用白菜做馅料食用也非常美味。特别是白菜含较多维生素，与肉类一起食用，既可增添肉的鲜美度，又可减少肉中的亚硝酸盐和亚硝酸盐类物质，减少致癌物质亚硝酸胺的产生。如果将白菜加调味料凉拌后食用，就能更好地保护白菜中的营养素不致流失。另外，新妈妈还可以将白菜榨汁加糖饮用，能够很好地保留其中的营养成分。

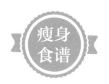

1 香菇白菜羹

材料 干香菇50克，大白菜150克，魔芋100克，盐、水淀粉、味精、姜、色拉油各适量。

做法 （1）把材料洗净，香菇泡软、去蒂、切片，魔芋切片，大白菜撕成小块。

（2）把香菇和魔芋放入油锅中略炸片刻，捞起沥干油分。

（3）把大白菜块倒入油锅中炒软，再加入适量水、少许盐、姜末煮开。

（4）锅里放入香菇、魔芋，再次煮开后加味精调味，用水淀粉勾芡即可。

营养小贴士 这道菜营养丰富，有助于润肠排毒、促进人体对蛋白质的吸收，还能预防和治疗便秘，达到排毒去脂、轻松减肥的目的。

2 牛奶浸白菜

材料 鲜牛奶250克，白菜心150克，盐、味精、色拉油各适量。

做法 （1）将白菜洗净，剥去外层老叶，只留菜心。

（2）把牛奶加入有底油的锅内，加少许盐、味精后烧开。

（3）把白菜心放入开水中汆至软，取出沥干水分，再浸入烧好的牛奶中即可。

营养小贴士 这道菜能够为身体提供丰富的钙元素，帮助人体燃烧脂肪，促进机体产生更多能降解脂肪的酶，从而达到减肥的效果。而且还能为产后妈妈补充精力、消除疲劳。

③ 薏米白菜汤

材料　白菜150克，薏米20克，盐适量。

做法　（1）将材料洗净，把白菜切成段。

　　　　（2）将薏米加清水煮约半小时，再加入白菜煮熟，加盐调味即可。

营养小贴士　这道菜具有清热除湿、降低血压、利水消肿的功效，对于高血压、水肿型肥胖等症有一定的辅助治疗作用。

④ 栗子扒白菜

材料　白菜心150克，栗子100克，色拉油、葱、姜、料酒、酱油、白糖、盐、水淀粉、香油、高汤各适量。

做法　（1）将材料洗净，把栗子用开水焯一下，把白菜心用开水烫透。

　　　　（2）把白菜心放入油锅中略炒，再加入料酒、酱油、少许盐、高汤、白糖，放入栗子稍煮一会，用水淀粉勾芡，淋上香油既成。

营养小贴士　白菜性平微寒，栗子性甘温，两种食物搭配有互补的效果，适合产后体虚的妈妈食用，而且这道菜富含膳食纤维，可促进消化，缓解便秘，帮助排出毒素，减少脂肪堆积，对减肥也是有帮助的。

紫甘蓝　紫甘蓝也叫紫圆白菜，它所含的花青素、维生素C有抗氧化的作用，可缓解疲劳、增加体能，对于产后孕妈妈身体恢复很有好处；而它所含的铁元素则能够提高血液携氧量，促进新陈代谢，加速脂肪燃烧，再加上紫甘蓝还有丰富的膳食纤维，能增加饱腹感，又能促进肠胃蠕动，有助于排出有害物质，起到瘦身减肥的作用。

需要注意的是，如果有脾胃虚寒、腹泻等情况时，不宜多吃紫甘蓝，以免加重病情。

 紫甘蓝最佳的食用方法是凉拌或榨汁，这样能够最大限度地保存其营养元素，而且口感也非常清爽怡人。如果入菜肴，则不宜高温或长时间地加热，最好快速煸炒起锅，以免营养流失，如果在烹饪前加少许白醋，就能够保持紫甘蓝艳丽的颜色，也能使做好的菜肴更加美观诱人。

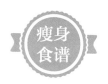

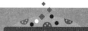

紫甘蓝藕片

材料 紫甘蓝100克，藕200克，话梅4粒，盐、白糖各适量。

做法（1）将紫甘蓝剥去外皮、洗净，从中间切开，再切成细丝。将藕洗净，切片。

（2）将藕片放入开水中烫熟后迅速捞起，出锅后沥干水分备用。

（3）将干话梅用温水充分浸泡，加少许白糖，调成梅汁。

（4）将紫甘蓝、藕片加少许盐、白糖拌匀，浇上梅汁即可。

 这道菜脆爽开胃，色彩诱人，能促进消化、润肠通便，帮助排出体内毒素，减少脂肪堆积，有很好的减肥功效。

凉拌紫甘蓝

材料 紫甘蓝200克，盐、醋、白糖、香油各适量。

做法 （1）将紫甘蓝剥去外皮、洗净，从中间切开，再切成细丝。

（2）将紫甘蓝加少许白糖、盐、醋拌匀，洒上香油即可。

营养小贴士 这道菜爽口开胃，可增进食欲、促进消化，防治便秘，有很好的减肥功效。夏季食用尤佳。

甘蓝冬瓜球

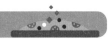

材料 冬瓜300克，紫甘蓝100克，白糖适量。

做法 （1）将紫甘蓝剥去外皮、洗净，从中间切开，再切成细丝。将冬瓜去皮，洗净，切小块，再尽量改刀成冬瓜小球。

（2）将冬瓜球放入开水中烫熟，迅速捞起，沥干水分。

（3）将紫甘蓝、冬瓜球加少许白糖拌匀即可。

营养小贴士 这道菜口感清爽，能够消食开胃，而且冬瓜有很好的利水消肿的功效，与甘蓝同食，减肥效果更佳。

紫甘蓝拌豆腐皮

材料 紫甘蓝100克，豆腐皮200克，盐、酱油、白糖各适量。

做法 （1）将紫甘蓝剥去外皮、洗净，从中间切开，再切成细丝。

（2）将豆腐皮洗净，用开水焯烫一下，捞出沥干水分，切成细丝。

（3）将紫甘蓝、豆腐丝，加少许盐、酱油、白糖拌匀，洒上香油即可。

营养小贴士

豆腐皮用开水烫过后能够去除豆腥味，可使口感更佳。这道菜有清热解毒、去脂除腻的功效，而且富有营养，易于消化吸收，是瘦身期间的一道佳品。

5 醋熘紫甘蓝

材料　紫甘蓝200克，色拉油、盐、白糖、白醋、水淀粉、葱各适量。

做法　（1）将紫甘蓝剥去外皮、洗净，从中间切开，再切成片，用少许盐腌一下，再挤干水分。

（2）把紫甘蓝下入油锅，倒入用盐、白糖、白醋、葱花、水淀粉调成的料汁，炒匀即可。

营养小贴士

这道菜能够改善肝脏功能，提高肝脏的解毒能力，对减肥也很有好处。

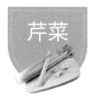

芹菜

芹菜富含多种营养素，经常食用不但能够为身体补充必需的营养，还能利水消肿，减少体内水液潴留，对水肿型的肥胖有防治作用；芹菜对高血压、糖尿病、动脉硬化等慢性病也有很好的防治作用。

好处

芹菜含铁量较高，能够为产后新妈妈补铁养血，而且还能促进新陈代谢，加速脂肪燃烧，再加上芹菜富含膳食纤维，可促进消化，缓解便秘，帮助身体排出毒素，常吃能够达到减肥的目的。

食用禁忌

芹菜既可热炒，又能凉拌，还可作为包子、饺子等的馅料，它的叶、茎含有挥发性物质，别具芳香，能增强人的食欲，帮助消化和吸收。如果把鲜芹菜捣碎取汁饮用，还可以治疗高血压或肝功能不佳引起的头胀、头痛等症。不过一般人们习惯只吃芹菜的茎，这其实并不科学，事实上，芹菜叶所含的维生素C、胡萝卜素也较多，营养价值较高，因此烹制时不要把芹菜的嫩叶扔掉，可以凉拌或做汤食用。

烹饪技巧

需要提醒的是，由于芹菜性质偏寒，有胃寒疼痛等病的新妈妈就不宜多食，身体健康的妈妈也不要过量食用芹菜，以每餐不超过100克为宜。而且吃芹菜时不要同时食用兔肉、鸡肉、甲鱼，否则会引起一些不良反应，应注意避免。

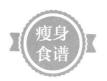

瘦身
食谱

1 芹丁玉米

材料 芹菜100克，玉米粒200克，柿子椒20克，盐、味精、香油各适量。

做法 （1）把材料洗净，芹菜、柿子椒切成丁。

（2）把芹菜与玉米粒、柿子椒一起用开水焯一下，捞出沥干水分后加少许盐、味精、香油拌或炒均可。

营养
小贴士

这道菜富含维生素、膳食纤维，热量不高，对减肥很有好处，适合产后瘦身时食用。

青椒豆干芹菜

(材料) 芹菜100克，青椒1个，豆干100克，色拉油、盐、大蒜各适量。

(做法) （1）将材料洗净，将芹菜切段，用开水焯烫一下，捞出沥干水分。将青椒切块，豆干切成条。

（2）将芹菜下入油锅，加葱末翻炒。

（3）锅内下入豆干、青椒，翻炒一会，加少许盐调味即可。

(营养小贴士) 这道菜营养丰富，而且有很强的饱腹感，还可增进食欲、促进消化、改善便秘，减少体内废物堆积，有排毒减肥的效果。

 香菇芹菜鱼片粥

(材料) 粳米100克，新鲜草鱼100克，芹菜50克，干香菇、姜、盐、香油各适量。

(做法) （1）将材料洗净。把干香菇泡软切成丝，芹菜用开水焯一下、切碎，草鱼肉片成薄片。

（2）将草鱼肉、香菇丝、姜丝放入粳米煮成的粥内煮滚。

（3）锅内放入芹菜稍煮，加少许盐拌匀，洒上香油即可。

(营养小贴士) 鱼肉有消除水肿的功效，而且含有不饱和脂肪酸，是人体必需的脂肪酸，对保护心脏、大脑神经非常有益，与芹菜、香菇等同食，能够滋补身体，而且热量不高，减肥时也可以食用。

芹菜炒淡菜

材料 芹菜100克,淡菜30克,姜、大蒜、盐各适量。

做法 (1)将材料洗净,把淡菜浸发,芹菜去根、叶后切段。

(2)将芹菜放入油锅中略炒,下入姜丝、蒜末、淡菜炒熟,加少许盐调味即可。

营养小贴士 淡菜是性质温和的海产,适合任何体质的人士食用,而且所含脂肪很少,与芹菜同食,减肥效果更佳,而且还能预防高血脂引起的头晕耳鸣、心悸失眠等。

 鲜芹苹果汁

材料 芹菜100克,苹果1个。

做法 (1)将材料洗净,将苹果去皮,切小块。

(2)将芹菜用开水焯烫一下,捞出沥干水分后,切碎。

(3)将芹菜与苹果用榨汁机榨成汁液即可。

营养小贴士 这款饮品能够为身体提供丰富的维生素C、膳食纤维等多种营养成分,有非常好的瘦身美肤的功效。

白萝卜

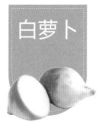

白萝卜含水量高,热量较低,含有丰富的维生素、矿物质及膳食纤维、淀粉酶等,可促进肠蠕动,改善肠胃功能,促进消化,提高身体的排毒能力。而且白萝卜中含有芥子油,可促进脂肪分解,对减肥很有帮助。不仅如此,常吃白萝卜对于高血压、高血脂、冠心病、动脉硬化等症也有防治作用。

烹饪技巧

　　白萝卜可以生吃也可以入菜肴，因为白萝卜中的淀粉酶不耐高温，所以生吃促消化、减肥的效果更好，不过由于白萝卜略带辛辣味，可以先用开水快速地焯一下，捞起沥干水分，再食用口味会更好。但白萝卜性凉，不宜过量食用，每天最好不要超过 150 克，坐月子时和哺乳时还应适当减少食用量，有脾胃虚寒、胃炎、胃溃疡等病症时更应少吃。另外要注意白萝卜不能与橘子、葡萄等水果一起吃，其中的营养成分会发生化学反应，生成抗甲状腺物，阻止或抑制甲状腺摄取碘，容易诱发缺碘性甲状腺肿等疾病。此外，白萝卜也不宜与红萝卜同食，否则白萝卜中所含的维生素 C 会被红萝卜中的分解酵素分解破坏，使营养价值降低。

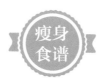

瘦身
食谱

1 白萝卜酸梅汤

材料　白萝卜150克，话梅3~5粒。

做法　（1）将材料洗净，把白萝卜切成薄片。
　　　　（2）将白萝卜、话梅加适量清水，煮熟即可。

营养小贴士　喝白萝卜汤能够促进消化、消除积食等；而且其中所含的淀粉酶能够分解脂肪，减少脂肪堆积，对减肥很有帮助。

2 陈皮白萝卜汤

材料　白萝卜150克，陈皮2小片，蜜枣4~6颗。

做法　（1）将材料洗净，把白萝卜去皮、切块，蜜枣去核，陈皮用水略泡。

　　（2）把陈皮加入开水中煮熟，再放入萝卜、蜜枣，煮开即可。

营养小贴士　陈皮有健脾理气的功效，白萝卜含热量较少，膳食较多，和陈皮一起吃，可以帮助消化并减少脂肪。

3 白萝卜粥

材料　白萝卜150克，粳米100克，盐适量。

做法　（1）将材料洗净，把白萝卜切成小块。

　　（2）将白萝卜放入粳米煮成的粥中，煮熟后加少量盐调味即可。

营养小贴士　这款粥品有促进消化、改善便秘的功效，而且热量很低，适合瘦身时食用。

4 鲜白萝卜丝

材料　白萝卜150克，盐、葱、姜、醋、香油各适量。

做法　（1）将白萝卜去皮、切成细丝。加少许盐腌约10分钟。

　　（2）将白萝卜加醋、姜末、葱末拌匀，洒上香油即可。

营养小贴士　生吃白萝卜能够更好地发挥淀粉酶的降脂作用，可加速脂肪分解，达到减肥的效果。

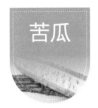

苦瓜含有丰富的维生素 C、维生素 B$_1$、矿物质等营养成分，其中苦瓜苷和一种类似胰岛素的成分有降血压、血脂、血糖的功效，对于高血压、糖尿病、动脉硬化等都有防治作用，而且还能帮助消化、解毒排毒，因而有很好的减肥功效。

苦瓜气味苦，性寒，夏季进食尤为适合，具有清热解渴、消除暑热的功效，还能治疗中暑，如果每天坚持吃 1~2 根还能起到减肥的功效。不过脾胃虚寒的人不宜食用，否则容易引起恶心、呕吐、腹痛等不良反应。另外，正在哺乳期的妈妈也要少吃，以免乳汁变凉性引起宝宝腹泻。

苦瓜生吃营养成分会更加全面，但是味道清苦，可以用开水焯烫一下，或加少量的蜂蜜、白糖、盐等调味食用。如果烹熟后食用，苦味会有所减少，但其中所含的奎宁等营养成分也会流失，所以烹制时要注意不要长时间高温加热。

瘦身食谱

1 苦瓜番茄玉米汤

材料　苦瓜150克，西红柿100克，玉米粒50克，盐、味精各适量。

做法　（1）将材料洗净，把苦瓜剖开、去瓤、切片，在清水中泡一会。西红柿用开水烫一下，去皮、切片。

（2）将苦瓜、西红柿、玉米粒放入开水中煮熟，加少许盐、味精调味即可。

这道汤热量极低，富含营养，能够为身体提供膳食纤维、维生素 C 等，有很好的减肥效果。而且西红柿中的番茄素和果酸能够中和苦瓜的苦味，口味更容易让人接受。

2 苦瓜绿茶饮

材料 苦瓜50克，绿茶5克，蜂蜜适量。

做法 （1）将苦瓜洗净，切开，去瓤，切小块。

（2）将绿茶和苦瓜，用开水冲泡约5分钟后，调入少许蜂蜜调味即成。

绿茶的清香和蜂蜜的香甜可以去除一些苦瓜的苦味，而且也没有破坏苦瓜的营养成分，并且绿茶也能降低血脂，和苦瓜同用，祛脂减肥的功效更好。

3 苦瓜菠萝饮

材料 苦瓜150克，菠萝150克。

做法 （1）将苦瓜洗净，切开，去瓤，切小块。将菠萝去皮，切小块。

（2）将苦瓜、菠萝分别用榨汁机榨汁，再将两种果汁混合搅匀，加少许蜂蜜调味即可。

菠萝有润肠通便、利尿消肿的功效，与苦瓜同食，能够更好地减肥瘦身。而且菠萝中的果糖可以中和苦瓜的苦味，并且不会破坏其营养成分。

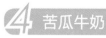

4 苦瓜牛奶

材料　苦瓜150克，牛奶250毫升，蜂蜜适量。

做法　（1）将苦瓜洗净，切开，去瓤，切小块，用榨汁机榨汁。

　　　　（2）将苦瓜汁倒入牛奶中，搅拌均匀，加少许蜂蜜调味即可。

营养小贴士　这款饮品能够去热解毒、帮助减肥，还能补充钙质，冰镇后饮用口感更佳，但哺乳期的妈妈不宜饮用。

5 香菇苦瓜丝

材料　苦瓜150克，香菇100克，姜、酱油、糖、香油各适量。

做法　（1）把材料洗净，切好。

　　　　（2）把切好的苦瓜、香菇加少许盐炒至苦瓜变软，再加入调味料炒匀即可。

营养小贴士　这道菜富含膳食纤维和其他营养素，能够清除人体内的有害物质，降脂减肥的效果也相当不错。

6 紫菜墨鱼苦瓜汤

材料　苦瓜100克，墨鱼100克，紫菜（干）10克，葱、姜、蒜、盐、色拉油各适量。

做法　（1）把材料洗净，把紫菜用适量清水发透；鲜墨鱼整理干净；苦瓜去瓤、切成片。

（2）把油锅用蒜片、姜片、葱末爆香，再加入适量清水烧开。

（3）锅内放入墨鱼片、苦瓜片、紫菜一起煮开，加少许盐调味即成。

**营养
小贴士**　这道汤品有助于排毒，而且营养均衡，适合在减肥期间食用。

7 五味苦瓜

材料　苦瓜150克，酱油、番茄酱、香油、醋、白糖、盐、蒜、红辣椒、葱
各适量。

做法　（1）将苦瓜洗净，剖开、去瓤、切片，在清水中泡一会。

（2）把葱、大蒜、红辣椒剁碎，与调味料调匀制成五味酱。

（3）将苦瓜放入盘中，撒上五味酱即可。

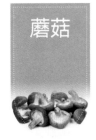
蘑菇

　　蘑菇富含蛋白质、氨基酸、多种维生素、矿物质等，有很高的营养价值，常吃能够提升人体免疫力。蘑菇中所含的膳食纤维、木质素等，能够促进消化，并有降低血液中胆固醇、血糖含量的功效，可预防便秘、动脉硬化、糖尿病等多种疾病，哺乳期的妈妈常吃蘑菇还能帮助促进乳汁分泌。而且蘑菇热量很低，常吃也不会发胖，非常适合减肥时食用。

食用禁忌

　　需要注意的是避免食用从野外采摘的蘑菇，因为野生蘑菇有很多是有毒性的，要注意鉴别。一般毒蘑菇颜色特别鲜艳，菇盖表面有杂色斑点或黏液，有刺激性的辛辣等气味。如果误食了毒蘑菇，应立即到医院就诊，不可大意。

蘑菇适合与豆角、豌豆、口蘑、豆腐、茭白等蔬菜搭配食用。如果是鲜蘑菇，可以直接清洗，去掉蘑菇蒂再烹制。如果是干品，可以先用温水浸泡半天时间再进行加工。

由于蘑菇表面比较粗糙，容易附着病菌、杂质、农药等，所以食用前应仔细清洗。但鲜蘑菇的菇盖较薄，清洗时容易破损，所以可以用流动的自来水不断冲洗，洗净后再浸泡在清水中约5分钟。

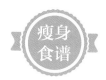

蘑菇炖牛蹄筋

材料 牛蹄筋200克，鲜蘑菇100克，姜、料酒、盐、味精各适量。

做法 （1）将材料洗净，蘑菇切片，把牛蹄筋放入开水中滚一会，取起切段。
（2）将牛蹄筋与蘑菇、姜片、料酒、精盐、味精、开水一起炖煮约1小时即可。

营养小贴士 牛蹄筋含有大量的胶原纤维，脂肪含量也比肥肉低，并且不含胆固醇，能增强细胞生理代谢，使皮肤更富有弹性和韧性，有美容养颜的功效，与蘑菇同煮，还能达到减肥的目的。

2 蘑菇砂仁豆腐

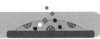

材料 砂仁10克，豆腐300克，鲜蘑菇100克，盐、姜、香油、色拉油、料酒、白糖、鲜汤、葱花、水淀粉各适量。

做法 （1）将材料洗净，把豆腐切成细条，用开水焯一下，把蘑菇切片，砂仁研成粉。

（2）将豆腐放入油锅中煎至表面呈金黄色。

（3）将蘑菇放入油锅中炒几下，加入少许盐、料酒、白糖和少许鲜汤烧沸。

（4）锅内倒入豆腐条与砂仁粉，用小火焖几分钟，等豆腐入味后加味精，用水淀粉勾芡，洒上香油即可。

营养小贴士 豆腐富含植物蛋白，可产生饱腹的效果，和蘑菇同食，减肥效果更佳，对减去腹部脂肪比较有效。

3 蘑菇烧西兰花

材料 西兰花200克，蘑菇100克，胡萝卜50克，大蒜、盐、味精、色拉油各适量。

做法 （1）把材料洗净，西兰花切小朵，蘑菇撕成细丝，胡萝卜切片。

（2）把西兰花、蘑菇、胡萝卜用开水略烫一下，再放入油锅中，加入少许盐、味精炒熟即可。

营养小贴士 这道菜富含维生素C、矿物质和膳食纤维以及强效抗氧化物质，能促进新陈代谢，加速身体排毒，并可降低血液中的胆固醇含量，而且热量很低，对减肥很有好处。

什锦鲜蔬

材料 鲜蘑菇50克，金针菇50克，口蘑50克，芹菜100克，胡萝卜50克，色拉油、水淀粉、葱、盐各适量。

做法 （1）把材料洗净，切好，用开水焯一下。

（2）把材料放入油锅中，加入盐、葱段略炒，最后用水淀粉勾芡炒匀即可。

营养小贴士 这道菜营养价值很高，而且能够助消化，排除毒素，热量也不高，非常适合减肥的人吃。

 绿豆芽

绿豆芽就是绿豆发成的芽，也叫绿芽菜，它所含的维生素C和氨基酸等都大大超过绿豆的含量，营养价值比绿豆更高。绿豆芽含有丰富的磷、铁和水分，有清除血液中的胆固醇含量，减少脂肪堆积的功效，并可为人体提供膳食纤维，还有促进消化、防治便秘、利水消肿等功效，因而很适合减肥时食用。但是因为绿豆芽性凉，脾胃虚寒或是正在哺乳的妈妈不宜多食。

在购买绿豆芽的时候，要注意观察绿豆芽的色泽、形状、芽根等，以免买到化肥或激素催发的有毒豆芽。一般有毒豆芽会有刺鼻气味，豆芽秆颜色偏白、形状粗壮，豆芽根短少甚至无根。而自然培育的豆芽没有异味，根须发育良好，芽杆稍细。

 烹饪技巧

为了中和绿豆芽的凉性，可以在烹制时搭配热性的生姜等，另外在烹制时要注意少油少盐，不宜长时间高温翻炒，以免营养成分破坏和流失，可以适当加点醋，不仅能够提升口感，还能保存绿豆芽的水分、维生素等。

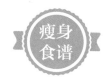

1 凉拌绿豆芽

材料 绿豆芽100克，盐、味精、香油、醋各适量。

做法 （1）将绿豆芽用清水浸泡一会，去根，洗净。

（2）将绿豆芽用开水烫熟，快速捞起，冷却后沥干水分。

（3）将绿豆芽加少许盐、味精、醋拌匀，洒上香油即可。

营养小贴士 这道菜清淡爽口，可清热解毒、利水消肿，有助于防止水肿型肥胖，还有消暑的功效，适合夏季食用。

2 醋熘绿豆芽

材料 绿豆芽100克，醋、白糖、味精、葱、水淀粉、盐、色拉油各适量。

做法 （1）将绿豆芽用清水浸泡一会，去根，洗净。

（2）将绿豆芽用开水烫熟，快速捞起，冷却后沥干水分。

（3）将绿豆芽下入油锅，加入少许盐、白糖、醋、味精略炒，用水淀粉勾芡即可。

营养小贴士 这道菜口感清淡爽脆，而且热量很低，还有减少脂肪堆积的功效，适合减肥时食用。

3 绿豆芽炒韭菜

材料　绿豆芽100克，韭菜50克，虾皮、色拉油、醋、盐、味精各适量。

做法　（1）将绿豆芽用清水浸泡一会，去根，洗净。韭菜洗净切小段。

（2）将虾皮下入油锅中炒香，加入韭菜、绿豆芽翻炒几下，加入醋、少许盐、味精炒熟即可。

营养小贴士　这道菜口感鲜香脆爽，营养丰富，能够为人体提供丰富的膳食纤维等，脂肪含量也少，可起到减肥的作用。

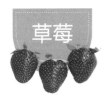

草莓是一种营养丰富的水果，它富含维生素 C，可对抗坏血病、动脉硬化、高血压、高血脂等。草莓中的果胶及膳食纤维等，可促进消化、改善便秘，减少脂肪堆积，对减肥很有好处。

好处　草莓还可以吸附体内积存的毒素，并可清除体内的重金属离子，是一种排毒功能很强的水果。不仅如此，草莓还有利水消肿、健脾和胃等功效，而且其营养成分易于被人体吸收，因而是减肥时必备的营养美食。

食用禁忌　由于草莓性凉，所以有脾胃虚寒、腹泻等情况时不宜多吃。

草莓可以生食或榨汁，由于草莓植株低矮，生长时容易受到泥土、细菌、农药等的污染，所以食用前应仔细地清洗草莓，可用淡盐水浸泡10分钟以上，再用流动水洗净，才能达到杀菌和去除农药的目的。

在选购草莓时，要注意观察色泽和形状，尽量选择颜色鲜艳、外观呈现规则的形状、手感比较硬实的。如果发现草莓表面有畸形凸起，形状怪异，很可能是使用激素催熟的结果，食用这种草莓对人体有害，要特别注意。

新鲜草莓不易保存，所以一次不宜购买太多，最好买当天能够吃完的量。购买回来的草莓，不要放在阳光下暴晒，也不要切成片长时间暴露在空气中，否则其中的维生素 C 等营养成分会流失殆尽。

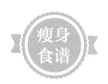

瘦身
食谱

1 草莓果汁

材料 草莓200克，白糖适量。

做法 （1）把草莓洗净，去蒂，放入榨汁机中打碎。

（2）在果汁中调入少许白糖，搅拌均匀即可。

营养小贴士 草莓含有多种维生素、矿物质，容易被人体消化，吸收，对胃肠道和贫血有一定的滋补调理作用，并且还有排毒减肥的功效，很适合有产后肥胖问题的妈妈食用。

2 草莓酸奶

材料 草莓100克，酸奶200克，柠檬50克，蜂蜜适量。

做法 （1）将材料洗净，柠檬去皮。

（2）将草莓和柠檬一起用榨汁机榨汁，将榨好的果汁与酸奶混合拌匀，加少许蜂蜜调味即可。

营养小贴士 这款饮品不仅能够为机体提供丰富的营养，而且还有清凉解渴、促进消化、帮助排毒、消除脂肪堆积的功效。

---

3 草莓绿豆粥

材料 粳米100克，绿豆50克，草莓100克，白糖适量。

做法 （1）绿豆淘洗干净，用清水浸泡几个小时。草莓择洗干净。

（2）粳米与泡好的绿豆一起加入适量清水，煮至绿豆酥烂。

（3）粥内加入草莓、少许白糖搅匀，稍煮一会儿即可。

营养小贴士 这道粥富含多种营养成分，并可清热解毒、促进消化、缓解便秘，还有减少血液中的脂肪和胆固醇含量的功效，非常适合减肥时食用。

苹果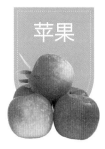

苹果含有人体必不可少的蛋白质、维生素、矿物质等，既可以基本上满足人体的必需，又能够被人体充分消化吸收，极少有废弃物。而且它含有丰富的果胶，能够与体内的毒素结合，加速排毒功效，有助于预防高血脂、高血压、高血糖等疾病，对减肥也很有帮助。此外苹果所含的钾质可以解决身体浮肿的问题。

食用禁忌

苹果可以直接洗净生吃，能够产生饱腹感，有助于减少食量，帮助减肥。也可以喝点苹果汁，还有养颜美容的效果。不过要注意选购苹果时要特别小心打过工业蜡的苹果。苹果打蜡可保鲜、预防病虫害，如果用的是食用蜡，对人体是无害的，而且用温水清洗即可以去除。但如果用含有铅、汞等重金属有害物的工业蜡，就可能通过果皮进入果肉，食用后会给人体带来危害。所以挑选时对于色泽非常鲜艳好看的苹果，可以用纸巾擦拭苹果表面，如果纸上留下淡淡的红色或绿色，就可能是打过工业蜡，切勿购买。

苹果不但能够帮助排毒，对便秘也有很好的治疗效果。不过要注意最好不要饭后马上苹果或其他的水果，这是因为苹果中的果糖等无须分解可直接被小肠吸收，饭后食用却会和其他食物一起停滞在胃中，不仅会干扰正常的消化和吸收，还可能引起腹胀、腹痛等症状。所以最好在饭后 2 小时后再吃苹果。

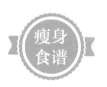

瘦身
食谱

1 杏仁苹果豆腐羹

材料 豆腐（北）100克，熟杏仁20粒，苹果1个，冬菇4只，盐、香油、水淀粉各适量。

做法 （1）将材料洗净，豆腐切成小块，冬菇、苹果切碎。

（2）将豆腐与冬菇一起搅拌均匀，放入锅中，加适量水、盐、香油煮滚，用水淀粉勾芡成豆腐羹。

（3）锅内加入杏仁、苹果粒，拌匀即成。

这道菜热量很低，并能为机体提供丰富的蛋白质、铁质、维生素、膳食纤维等，对于提高身体免疫力、减肥瘦身都很有帮助。

2 苹果蛋饼

材料 苹果2个，鸡蛋4个，鲜奶100毫升，白糖、色拉油各适量。

做法 （1）把鸡蛋打散，加入鲜奶及少许白糖搅拌。把苹果洗净、去核、切片。

（2）把鸡蛋液倒入油锅中用小火煎成蛋饼，再把苹果片铺在蛋饼上，略煎即可。

这道甜品色泽诱人，味美可口，可在晚餐后食用，有瘦身、排毒的功效。

3 水果卷

材料 苹果2个，哈密瓜半个，春卷皮4张，淀粉、色拉油各适量。

做法 （1）把苹果、哈密瓜洗净、去籽、去皮、切片，淀粉加清水调成糊状。

（2）用春卷皮包住苹果片与哈密瓜片，用淀粉糊粘牢，放入油锅中炸酥即可。

水果卷气味清香，口感独特，有开胃、促进消化、减少脂肪堆积等功效，而且所含热量很少，适合减肥时食用。

4 糯米苹果盏

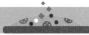

材料 苹果1个，糯米、陈皮、白糖各适量。

做法 （1）把材料洗净，糯米用水泡开。

（2）把苹果煮至半熟，挖空心，放入糯米、陈皮、白糖，上锅蒸熟即可。

营养小贴士 这道菜可以作为餐后甜点食用，能够消除胃胀气，还有很好的降脂、排毒、减肥功效。

5 苹果胡萝卜汁

材料 苹果1个，胡萝卜1根，蜂蜜适量。

做法 （1）将材料洗净，把苹果、胡萝卜切成小块。

（2）把苹果、胡萝卜用榨汁机打碎榨汁，将果汁与适量凉开水、少许蜂蜜混合搅匀即成。

营养小贴士 这款果蔬汁有很好的减脂和排毒功效，并可防治腿部水肿，常喝还能起到美容的效果。

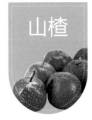

山楂

山楂含有多种维生素、矿物质、酒石酸、山楂酸等，具有很强的助消化功能，特别是其中所含的解脂酶能够促进脂肪类食物的消化，促进胃液分泌，增强食欲，缓解胃胀、胃痛、腹痛、腹泻等症，并可避免消化不完全的食物在体内囤积形成脂肪，因而有很好的减肥功效。平时如果在吃肉或油腻食物后感到饱胀不适，就可以吃些

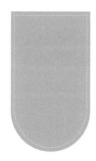

山楂，以消食解腻，帮助消化。

　　鲜山楂味道较酸，如果不喜欢食用，也可以吃些山楂糕、山楂片、果丹皮、红果酱等山楂制品作为替代，还可以把鲜山楂加水煮熟，用少许白糖或蜂蜜等调味食用，都可以达到促进消化的目的。不过每次不宜食用太多，否则山楂中的糖分对牙齿不利，所以食用后还要注意及时漱口，以免伤害牙齿。

　　需要注意的是，山楂助消化只是促进消化液分泌，并不是通过健脾胃的功能来消化食物的，而且鲜山楂中所含的鞣酸与胃酸结合容易形成胃石，很难消化掉。如果胃石长时间消化不掉就会引起胃溃疡、胃出血甚至胃穿孔。因此，空腹时不宜吃鲜山楂，以免引起胃酸猛增，刺激胃黏膜甚至生成胃石。如果有胃炎、胃溃疡、反流性食管炎等疾病时，也应尽量少吃山楂。

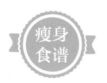

1 山楂玉米须汤

 材料　山楂30克，玉米须50克。

做法　（1）将材料洗净，把山楂去核、切碎。

　　　　（2）把山楂和玉米须一起放入砂锅中煎煮至熟即可。

 山楂可以健脾开胃，促进消化、去脂除腻，玉米须则有利尿、消肿的功效，对减肥非常有利。

2 草莓山楂饮

材料 山楂30克，草莓50克，冰糖、盐各适量。

做法 （1）将材料洗净，把草莓用淡盐水浸泡约10分钟后，取出沥干，切成小块。

（2）将山楂加适量清水煮开，下入少许冰糖，继续煮至冰糖融化。

（3）用煮好的山楂水冲泡草莓块，5分钟后即可饮用。

营养小贴士 草莓含有丰富的果胶和膳食纤维，可以帮助清除人体内的有害物质，和开胃消食的山楂同食，减脂瘦身、排毒养颜的效果更佳。

3 黑木耳山楂粥

材料 黑木耳10克，山楂30克，粳米100克，白糖适量。

做法 （1）将材料洗净，把黑木耳用冷水泡发，撕成小朵。将山楂去核、切碎。

（2）将黑木耳加适量清水煮开，倒入粳米煮粥。

（3）粥成后加入山楂继续煮约10分钟，加少许白糖调味即可。

营养小贴士 这道粥品有很好的排毒降脂的功效，能够消除积食，促进消化，而且营养丰富，热量很低，减肥时也可服用。

4 山楂汁拌黄瓜

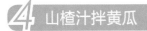

材料 黄瓜150克，山楂30克，冰糖适量。

做法（1）将材料洗净，黄瓜去皮去尾、切成条。山楂去核、切碎。

（2）将山楂加适量清水煮开，下入少许冰糖，继续煮至冰糖融化。

（3）锅内下入黄瓜条，拌匀即成。

**营养
小贴士** 这道菜有清热解毒、减肥降脂、消积去腻的作用，对于产后肥胖、高血压、咽喉肿痛者等都有一定疗效。

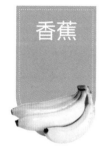

香蕉是一种营养丰富的水果。它和其他水果一样，含有极易被人体吸收的碳水化合物，而且还富含蛋白质、脂肪、粗纤维、无机盐、维生素、矿物质等，能够满足产后身体恢复的需要。香蕉中钾和镁的含量非常丰富，有很好的清肠、利尿、通便功效，可排出体内毒素，消耗脂肪，收缩腰腹。此外，由于香蕉容易消化、吸收，热量也比较低，因此很适合减肥时食用。

 不过，香蕉营养价值虽高，却并非人人都适宜吃。像患有急慢性肾炎、肾功能不全时就不适合多吃，这是因为香蕉中还含有较多的钠盐，有肾脏病的人食用会增加肾脏负担，使得浮肿、高血压等症状也会加重；而且香蕉含糖分较高，患糖尿病时应控制食量；此外，香蕉中的镁会对心血管产生抑制作用，如果空腹吃香蕉就会使人体中的镁骤然升高，不利于身体健康，因此要注意空腹时不可食用香蕉，最好在午餐后休息半小时以上再吃根香蕉。

 香蕉一般可以直接去皮生吃，不过吃时要注意应当吃熟透的香蕉。这是因为没有熟透的香蕉含较多鞣酸，会抑制胃肠液分泌，减缓胃肠蠕动，不利于正常的消化、吸收，特别是消化功能不佳的妈妈要特别注意。除了生吃以外，香蕉还可以与冰糖一起炖食，也可以用香蕉煮汤等，都有很好的食疗效果。

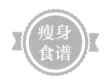

瘦身
食谱

1 香蕉木瓜拌酸奶

材料 香蕉150克，木瓜150克，酸奶100毫升。

做法 （1）将材料洗净，把木瓜、香蕉去皮、切成薄片。

（2）将酸奶浇在木瓜和香蕉上，拌匀即可。

营养
小贴士 木瓜中的木瓜醇素有分解血液中脂肪和糖类的功效，加上香蕉、酸奶能促进消化、润肠通便，减肥效果更佳。

2 香蕉蛋羹

材料 香蕉150克，牛奶100毫升，鸡蛋1个。

做法 （1）将香蕉洗净、去皮，用勺子将果肉尽量压碎。

（2）将鸡蛋打散、搅匀，加入香蕉碎泥，倒入牛奶，搅拌均匀。

（3）将调好的香蕉蛋液加适量温开水，蒸熟即可。

营养
小贴士 这道菜能够促进消化，润肠通便，并且营养丰富，热量较低，适合减肥时食用。

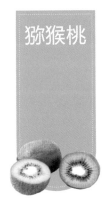

猕猴桃富含果胶、膳食纤维，而热量很低，能够降低血液中胆固醇和脂肪的含量，并可促进消化、改善便秘，帮助机体排出毒素和废物，因此对减肥很有好处，在饭后食用尤佳。猕猴桃中含有的蛋白酶等能够帮助消化，并快速清除体内堆积的有害代谢产物。而且猕猴桃还含有丰富的碳水化合物、维生素 C、维生素 E 以及钾、镁等矿物质，特别是维生素 C 含量很高，每天吃一颗猕猴桃即可满足人体一天维生素 C 的需求，常吃可增强体质、促进新陈代谢、美白肌肤，对于产后妈妈身体康复也是有好处的。

不过猕猴桃性寒，所以坐月子和哺乳期间不宜多吃，而且有脾胃虚寒、腹泻、风寒感冒、痛经等问题是也不宜食用。

因为猕猴桃不易保存，所以购买猕猴桃要尽量挑选手感硬实、外表无损伤的，保存时要注意避光避风、密封保存，以免水分流失。如果猕猴桃已经变软成熟，就要马上食用，否则 1~2 天内果肉就会变酸、溃烂。

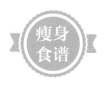

瘦身食谱

1 鲜榨猕猴桃汁

材料　猕猴桃2个，蜂蜜适量。

做法　（1）将猕猴桃洗净，去皮，切成小丁。

（2）将猕猴桃放入榨汁机，加适量凉开水，榨成果汁，加少许蜂蜜调味即可。

营养小贴士　此果汁汤能够清理肠胃，达到减肥的效果，还能为身体提供充足的蛋白质，提高机体免疫力，促进产后身体恢复。

2 什果沙拉

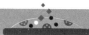

材料　西瓜半个，猕猴桃2个，黄桃1个，酸奶适量。

做法　（1）将猕猴桃、黄桃洗净，去皮切成小丁。西瓜用小圆勺挖成一个个小球。

（2）将西瓜球、猕猴桃、黄桃混合，淋上酸奶，拌匀即可。

营养小贴士　这道菜色泽美观，爽口开胃，能够促消化，并可减少体内脂肪堆积，而且使用了低热量的酸奶而不是热量较高的沙拉酱，减肥的效果更佳。

3 猕猴桃西米粥

材料　西谷米100克，猕猴桃2个，白糖适量。

做法　（1）将材料洗净，猕猴桃去皮、核，切成丁。

（2）将西谷米加适量清水煮粥，放入猕猴桃丁和少许白糖，稍煮即成。

营养小贴士　猕猴桃比苹果、葡萄和菠萝的热量都低，它所含的膳食纤维能够促进消化吸收，还可以令人产生饱腹感。

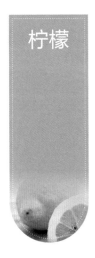

柠檬

柠檬含有丰富的柠檬酸，能够防止皮肤色素沉着，有很好的美容作用。柠檬还富含维生素 C、钾元素、果胶等，能够促进人体新陈代谢，增强机体免疫能力，并可软化血管，减少血液中脂肪和胆固醇的含量。常吃柠檬可以促进热量消耗，防止脂肪囤积，还有缓解便秘的作用。不仅如此，柠檬皮对于减肥也有好处，能够促进消化、利尿消肿，所以食用柠檬最好不要去皮。每天餐后休息一会，喝一杯加了少许冰糖的柠檬果汁，不但美味爽口，还能瘦身美容。

柠檬味道很酸，一般不用于生食，而是榨汁加蜂蜜或白糖饮用，也可以调味剂加入果汁、果酱或入菜肴，柠檬的芳香味能够去除海鲜、肉类等的腥膻味，并能使肉质更加细腻可口。

食用禁忌

柠檬不宜与牛奶同食，否则柠檬酸会使牛奶中的蛋白质凝结成块影响吸收，降低了牛奶的营养价值。

由于柠檬中果酸含量多，容易损伤牙齿，所以每次不宜食用过多，也不宜空腹食用，以免胃酸分泌过多造成不适，另外，有牙痛、胃酸过多、胃溃疡等情况时都应忌食柠檬。

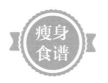

瘦身食谱

---

1 菊花柠檬饮

材料　杭白菊（干）6朵，柠檬1个，蜂蜜适量。

做法　（1）将杭白菊冲洗干净，用开水冲泡出香味。将柠檬洗净、切片。

（2）菊花水变温后，加入柠檬片、少许蜂蜜，拌匀即可。

 营养小贴士　这道饮品有清热解毒、降脂除腻的功效，调制时注意柠檬片和蜂蜜需要等水变温时才能加入，否则温度过高会破坏其中的维生素 C 等营养成分。

 2 薄荷柠檬汁

材料　柠檬1个，薄荷叶5~6片，蜂蜜适量。

做法　（1）将材料洗净，把薄荷叶用温开水浸泡约1个小时。

（2）将柠檬对切，一半挤出柠檬汁，一半切片。

（3）将柠檬汁、柠檬片倒入薄荷水中，加少许蜂蜜调味，拌匀即可。

 营养小贴士　口感清凉芳香，夏季饮用有提神、促进消化、增进食欲的功效，经常饮用还能达到美白皮肤、瘦身减肥的目的。

 3 柠檬鸡片

材料　鸡胸肉100克，柠檬2个，姜、盐、白糖、酱油各适量。

做法　（1）将材料洗净，鸡胸肉洗片。柠檬1个挤汁，另一个切薄片。

（2）油锅内下入姜片爆香，加入鸡腿肉、柠檬汁，少许盐、酱油、白糖及适量清水，大火煮开。

（3）小火继续焖煮约30分钟，鸡肉烂熟后铲出，加柠檬片点缀即可。

 营养小贴士　鸡胸肉热量和脂肪含量较低，和柠檬搭配食用，口感清爽不腻，既能满足身体的营养需要，又不用担心发胖，适合瘦身时食用。

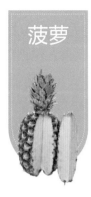

菠萝

菠萝含有丰富的碳水化合物、膳食纤维、维生素C、B族维生素等，能分解体内过多的脂肪，还能促进消化吸收，帮助清理肠胃，缓解便秘问题，是消灭"水桶腰""大肚腩"的好帮手，并且还有美容润肤、消除色斑的功效。菠萝中的一种化学成分还能分解蛋白质，并可改善血液循环，消除水肿，对于水肿型肥胖、高血压、肾炎等也有防治作用。如果饮食过量或吃得过于油腻，就可以吃些菠萝帮助分解蛋白质和脂肪，促进消化，缓解不适。

食用禁忌

另外需要提醒的是，菠萝性凉，脾胃虚寒、体质较弱的妈妈不宜多吃。而且菠萝中含有较多的草酸，过多食用或空腹食用都会损伤肠胃，因此最好在饭后半小时以后食用，每次食用量最好不要超过250克。此外，菠萝不宜与鸡蛋、牛奶等同食，否则果酸会与蛋白质结合形成难以消化吸收的物质，对人体健康有害。

烹饪技巧

菠萝的吃法很多，可以生吃、也可以入菜肴，其芳香和酸味有促进食欲的作用。不过食用菠萝前最好先用淡盐水浸泡半个小时以上，然后用凉开水冲去咸味，这样能够稀释菠萝蛋白酶，避免发生过敏，引起口腔刺痛、皮肤发痒、腹泻、呕吐等症状。

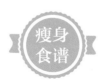

瘦身
食谱

1 菠萝饭

材料 菠萝1个，剩米饭200克，嫩玉米粒30克，柿子椒1个，色拉油、葱、酱油、味精、盐各适量。

做法 （1）将菠萝剖开，挖出菠萝肉，用淡盐水浸泡约半小时，用凉开水冲洗干净。将半个菠萝壳留下待用。将柿子椒洗净切丁。

（2）将葱白下入油锅爆香，加入剩米饭炒匀，放入柿子椒、菠萝粒、玉米粒翻炒一会儿。

（3）将菠萝饭加少许酱油、盐和味精调味，盛入准备好的菠萝盖中即可。

营养小贴士 菠萝饭色泽鲜艳，香甜爽口，营养丰富，富含维生素和蛋白质，而且容易消化吸收，其中菠萝、柿子椒还有很好的减肥效果，是一道好吃不腻的美食。

 菠萝香瓜饮

材料 菠萝250克，香瓜150克，蜂蜜适量。

做法 （1）将菠萝去皮、切小块，用淡盐水浸泡约半小时，用凉开水冲洗干净。

（2）将香瓜去皮、洗净，切成小块。

（3）将菠萝、香瓜加适量凉开水，用榨汁机榨成果汁，加少许蜂蜜调味即可。

营养小贴士 这道饮品清甜爽口，清香怡人，能够促进消化、降脂去腻，有很好的减肥和美容的功效。

 菠萝西米粥

材料 菠萝150克，西米100克，白糖适量。

做法 （1）将菠萝去皮、切小丁，用淡盐水浸泡约半小时，用凉开水冲洗干净。将西米洗净，用清水浸泡约20分钟。

（2）将西米加适量清水煮约半小时后，下入菠萝丁，续煮约10分钟，加少许白糖调味即可。

**营养
小贴士**

西米性温味甘，有健脾补肺等功效，产后恢复期食用尤佳。和菠萝同用，还能起到促进消化、消食减脂的功效，并且还有美容的作用，常吃可令皮肤光滑滋润。

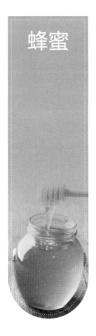
蜂蜜

蜂蜜是一种天然食品，味道甜蜜，其中所含的果糖、葡萄糖、维生素、有机酸以及镁、磷、钙等营养物质容易被人体吸收，有增强人体免疫功能、润肠通便、排毒养颜等功效，经常食用有助于将体内积存的废物排出体外，使机体新陈代谢功能得到改善，并可减少脂肪的堆积，而且蜂蜜热量很低，只有同等分量白砂糖的75%，因而很适合减肥时食用，并可用于防治心血管疾病、呼吸道疾病、消化不良、胃肠溃疡、便秘等症。

新鲜的蜂蜜一般是黏稠的透明或半透明的胶状液体，因为蜜源植物不同，蜂蜜的香气和色泽会有一定的差别。有的蜂蜜低温保存会结晶析出葡萄糖，营养价值会有所降低，所以应尽量食用新鲜的蜂蜜。蜂蜜可以直接用温开水或凉开水稀释后食用，能够很好地清除体内毒素，预防疾病的发生。但须注意不要用热开水冲泡蜂蜜，更不能高温蒸煮，否则会破坏其中的营养素，使营养价值大大降低。

烹饪技巧

蜂蜜还可以作为调味料与蔬菜、水果、糕点等食物搭配食用，能够让食物变得更加甜蜜可口。但蜂蜜不宜与豆腐、韭菜、洋葱等食物同食，否则其中所含的某些成分会发生有害的生化反应，不仅营养价值会降低，还可能引起腹泻等不良反应。这一点对于患有胃肠道疾病的妈妈尤为重要。此外，患有糖尿病时也不宜食用蜂蜜，否则会造成血糖升高，加重病情。

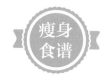

瘦身
食谱

蜂蜜藕汁

材料　莲藕100克，蜂蜜15克，盐适量。

做法　（1）将莲藕去皮、切成小丁，用淡盐水浸泡约5分钟后，捞出沥干水分。

　　　　（2）将蜂蜜与适量温开水搅拌均匀。

　　　　（3）莲藕和蜂蜜水混合搅匀，用榨汁机榨成汁即可。

**营养
小贴士**　喝蜂蜜藕汁能够促进消化、缓解便秘，帮助排出体内毒素，并可减少脂肪堆积，有很好的减肥功效。

蜂蜜西柚茶

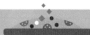

材料　蜂蜜30克，柚子1个。

做法　（1）将柚子洗净，去皮，果肉切碎。柚子皮削掉表层，切成小丁。

　　　　（2）将柚子皮和果肉一起放入锅内，加适量清水煮开，冷却后拌入蜂蜜，调匀即可。

**营养
小贴士**　这道饮品口感酸甜，能够增加消化液，促进胃肠蠕动，帮助消化积食、排出毒素，达到减肥的目的。柚子皮也是可以食用的，而且营养丰富，所以不要轻易丢弃。

蜂蜜白萝卜

材料　蜂蜜30克，白萝卜150克。

做法　（1）将白萝卜洗净、切成小丁，放入开水中煮熟捞出，控干水分，晾晒半日。

（2）将白萝卜加蜂蜜和适量温开水，小火煮开调匀即可。

营养小贴士　蜂蜜白萝卜能够促进肠胃蠕动，增强消化能力，加速体内废物排出，达到减肥的目的，对于减去小腹赘肉非常有效。

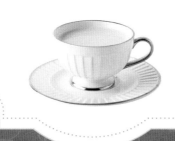

Chapter

4

产后瘦身
的饮食小诀窍

一般每餐饮食安排会有米饭等主食，肉、鱼、蛋等蛋白质食物，以及蔬菜、汤类及水果等，先吃哪一样，和减肥也有不小的关系。

很多新妈妈可能会很自然地吃一口饭，配一口菜肴，最后喝汤，饭后吃水果。但是这样的进食顺序却会引起或加剧肥胖。因为米饭等主食热量较高，在空腹的情况下先吃主食，难以控制食量，很容易摄入过多的热量，导致发胖。

首先

因此进餐时不能先吃主食，而应首先选择热量最低、容易消化的食物比如蔬菜、水果等。蔬菜水果不仅含热量低，还能提供丰富的维生素、矿物质、膳食纤维等，既能减少血液中脂肪和胆固醇含量的，又能产生饱腹感，还可促进消化，对减肥很有帮助。

其次

在吃完蔬菜后还可以适当地喝些汤，这样能够增加饱足的感觉，减少主食和蛋白质食物的摄入量。不过在减肥期间，宜喝口感清爽、热量较低的清汤。

最后

在喝完汤后，可以吃一些肉、蛋、鱼等高蛋白食物，为身体补充能量。最后吃主食的时候胃里留下的"空间"已经非常有限了，不会一下子吃下过多的高淀粉食物，也能避免血糖升高和脂肪堆积。

每餐只吃七八分饱

吃得过饱是引起肥胖的原因之一。明明已经觉得不饿了，还要勉强再吃下几口食物，就会导致摄入的热量和营养超标，造成脂肪堆积，容易滋生赘肉。而且吃得过多过饱，还会让胃始终处于饱胀的状态，得不到休息，胃酸大量分泌破坏胃黏膜，可引起胃痛、胃溃疡、胃穿孔等问题。不仅如此，吃得过饱还可能诱发急性胰腺炎、肠梗阻等。

所以在进餐时只要吃到七八分饱就可以了，既能满足身体对食物的需要，又能避免发胖。

这里所说的八分饱是胃里快有了涨满的感觉，但再吃下几口食物也不觉得痛苦的情况。

七分饱是胃里虽然还没有涨满，但进食的热情已经下降，如果不再进食，下一餐前也不会感到饥饿的情况。

由此可见，七分饱就是身体实际需要的食量，如果在进食时找到这个临界点，适时停止，就可避免过量进食，还能预防肥胖。这就需要我们在进餐时集中注意力，细心去体会胃肠给大脑发出的控制食欲的信号。切勿一边进餐一边看电视、上网、玩手机等，这样不能准确感知饥饱，就会在不知不觉中吃下过多的食物而引起发胖。

产后可通过提前进餐来减肥

产后减肥时可以不必恪守标准的"一日三餐"的进食时间，可以根据自己的情况提前进餐。

提前进餐的好处是能够避免让身体处于饥饿状态，可以在感到肚子饿之前就开始摄入食物。这样就不会一看到食物就忍不住大快朵颐，结果吃得过饱导致摄入的热量、脂肪、糖类等超标引起体重增加。另外，由于人体新陈代谢状况是不同的，每天早起后新陈代谢渐趋旺盛，到了上午 8 点可能会达到一个高峰，在新陈代谢高峰前吃完食物，其中的脂肪、糖类等就能充分燃烧和消耗，避免堆积在体内引起肥胖。

进餐时间　　具体来说，如果减肥前三顿正餐的进餐时间安排为上午 7 点半到 8 点，中午 12 点半到 1 点，下午 5 点半到 6 点。那么开始进行系统的减肥瘦身时就可以将进正餐的时间提前半个小时，改为上午 7 点到 7 点半吃早餐，中午 12 点到 12 点半吃午餐，下午 5 点到 5 点半吃晚餐，在每餐间隔时间可以适当安排低脂肪低热量的加餐。

需要提醒的是，尽管进餐时间有所调整，但进餐的内容却不能马虎，为了保证减肥的有效性和持续进行，必须保证三顿正餐营养充足均衡，才能满足身体的基本需要，从而能够在健康的前提下科学地进行减肥。

吃夜宵后不宜马上睡觉

由于产后需要照顾宝宝，妈妈有时睡得比较迟，会有吃夜宵的习惯，常常在晚餐之后、临睡之前给自己加餐，然后马上去睡觉。但是这样做对减肥是非常不利的，吃完夜宵就去睡觉，摄入体内的热量和营养得不到消耗，就会堆积在体内，给发胖创造条件，而且也容易诱发高血脂、动脉硬化、糖尿病等。夜宵中吃下的食物停留在胃中，还会促使胃酸大量分泌，不断刺激胃黏膜，长此以往，容易诱发胃炎、胃溃疡、胃癌等多种疾病。

所以晚上八点以后最好不要再进食，如果感到饥饿难耐，可以吃一些容易消化、热量较低的食物，如苹果、香蕉等水果，全麦饼干、全麦面包、酸奶等，但也要严格控制进食量（总热量不应超过 200 卡），并且最好在睡前 2 小时以前吃完。在每晚10 点到次日清晨 6 点之间最好完全禁食，以保证胃黏膜能够有充分的更新和修复的时间。

产后少食多餐有助于减肥

产后身体还处于恢复阶段，在饮食上可以继续孕期少食多餐的习惯。比如新妈妈可将每天的饮食分为 5~6 餐，其中三顿正餐可以丰富一些，吃七八分饱则适可而止。同时要注意营养搭配均衡，不仅要摄入鸡鸭鱼肉等高蛋白食物，也不能忽视蔬菜水果等富含维生素和膳食纤维的食物，但注意不要过度进补。另外要注意干稀搭配，每餐需要合理食用汤水来补充水分促进母体康复，同时也能促进乳汁分泌。至于加餐和夜宵则应尽量选用清淡易消化的单一食材、少量进食。

餐次的增多既能保证身体摄入足够的营养，又能比较好地控制每次进食的热量摄入量，有助于避免体重增加过快。而且少食多餐还能避免两餐时间过长引起的饥饿感，有助于避免饱食。此外，少食多餐对于肠胃功能的恢复也很有好处。产后胃肠功能减弱、蠕动相应变慢，少食多餐能够减少胃肠负担，给胃黏膜修复的机会，有利于缓解胃肠功能受损引起的腹胀、腹痛、反酸、烧心等症。

不过需要提醒的是，这里提倡的"少食多餐"每日摄入的总热量是固定的，只是把它们从固定三餐分成五餐或六餐来吃。切忌"多餐"而没有"少食"，导致摄入的热量比一日三餐还多，反而会加重肥胖。

产后瘦身离不开"咀嚼法"

产后新妈妈既要照顾宝宝，又要忙于家务，留给自己用餐的时间越来越少，进食常常是"囫囵吞枣""狼吞虎咽"，这样的进食方法对减肥大大不利，可能在不知不觉中让新妈妈的体重增加不少。

咀嚼法作用与效果

产后瘦身需要"咀嚼法"的帮助，也就是说进食时不能"风卷残云"，而应细嚼慢咽，用更长的时间使食物得到充分的咀嚼。具体来说，每一口食物都要咀嚼 20~30 次甚至更多。咀嚼时能够更好地品尝到食物的口感、气味、质地等，能够使食物尝起来更加美味可口，从而能够提升进食的兴趣，将注意力集中在食物上。当胃部产生饱足的感觉后，也可以及时将"信息"反馈给大脑，避免在不知不觉中吃下过多的食物，因而可以有效控制食量，有助于体重的减轻。

同时，经过仔细咀嚼后，食物变得更加细碎、柔软，容易被胃肠消化和吸收，也能避免留下过多难以消化的食物残渣，这对于瘦身减重也是很有好处的。

对于爱美的妈妈来说，"咀嚼法"还有瘦脸美容的功效，在咀嚼的过程中，面部皮肤、肌肉能够紧张起来，每一块表情肌都能得到充分的活动，有助于改善面部浮肿，消除面颊、下颌等处的赘肉，使得面部变得更加紧致、立体而美观。需要提醒的是，咀嚼食物时应当注意平均使用左右侧的牙床，这样可以使左右两边的肌肉都能得到锻炼，面部线条才能变得更加匀称。

　　总之，尽管日常时间安排很紧，新妈妈也一定要坚持在进餐时细嚼慢咽。另外，餐前不妨咀嚼一会口香糖，在锻炼面部肌肉的同时还能增加饱腹感，有助于减少食量、控制体重。

产后饮食应尽量清淡

　　产后妈妈的消化功能还未完全恢复，在饮食上应尽量采用少油、少糖、少盐、少辛辣调味品的清淡饮食。

　　清淡饮食能够最大限度地保存食物的营养成分，为妈妈身体恢复和产后哺乳提供条件。而且清淡的饮食也不会增加胃肠道的负担，有助于消化功能逐渐恢复正常。而多盐、多油、多糖的饮食则不利于减肥瘦身，而且还会带来不良反应。比如摄入过多的盐会使过多的水分滞留在体内，可引起水肿、肾炎、高血压等，还会加重水肿型肥胖；摄入过多的糖，身体又没有足够的消耗，糖类就会转化为脂肪储藏在皮下组织，引起或加重肥胖；吃得过于油腻除了会引起肥胖外，还可能诱发高血脂、冠心病和某些癌症，哺乳时期吃得油腻还会影响乳汁质量，可引起宝宝消化不良、腹泻等。

　　因此，**妈妈要注意控制饮食中的脂肪、盐、糖等的摄入量。**每天食盐摄入不宜超过 6 克，脂肪、油脂类摄入量不宜超过总能量的 25%~30%。同时要注意食物多样化，多吃含水量高、低热能的水果蔬菜，适当补充奶制品、豆类和蛋类、禽类、瘦肉、鱼类，以保证食物中的热量、蛋白质、脂肪满足机体的需要。

　　提醒　　　饮食清淡和完全素食是两回事。清淡的实质是少食油脂，而不是少吃肉或不吃肉。如果只吃蔬菜、水果、豆类、谷物等，就不能满足人体对优质蛋白和脂肪等的需要，而且过量膳食纤维和果酸等会干扰人体对营养元素的吸收，引起钙、铁、锌等矿物质和维生素 A、维生素 B_{12} 等的缺乏，造成营养不良，严重影响身体健康。

产后合理摄入脂肪

"发胖""体形臃肿""脂肪堆积"，这些问题困扰着产后新妈妈，让很多妈妈谈"脂"色变，认为脂肪不利于健康。但事实上，脂肪是人体必需的一种营养元素，适量摄入脂肪对维持妈妈的合理营养和身体健康很有好处。

作用　脂肪能够为身体提供必要的能量，1克脂肪在体内氧化可产生9千卡能量，比蛋白质和碳水化合物所产生的能量总和还多；脂肪还是构成人体器官和组织的重要部分；脂肪能够防止体热散失，有助于维持体温的恒定，并且可以保护和固定内脏器官不受损伤；此外，脂肪能够产生的特殊香味促进人的食欲。因此，拒绝所有的脂肪，实在不利于妈妈的健康建设，日常生活中要学会选择健康的脂肪吃。

选择　至于如何选择健康脂肪，可以采用一些最简单的办法。例如，可以将脂肪食物分为两类：第一类会大量增加人体胆固醇含量，如各种畜肉及制品、奶油与奶酪中的脂肪等，应少吃或不吃；第二类对胆固醇含量影响甚微，有的还能够降低胆固醇、保护心脑血管，如鸡肉、蛋类、甲壳类动物脂肪、橄榄油、玉米油和大豆油以及鱼肉脂肪等。可以很清楚地看到，第二类脂肪食物才是日常饮食的最佳选择。

适当　在第二类食物中，食用油是提供每日所需脂肪的重要来源，如果平常不吃油会少吃油就会导致脂肪摄入不足，有害身体健康。但如果摄入了过量的食用油，又会导致脂肪摄入过多，增加肥胖、高血脂、动脉粥样硬化等多种慢性疾病的危险。

因此日常饮食中要注意合理控制食用油用量，每天应不超过25克（大约为两茶匙）。为了控制用油，平时应注意选择健康的烹调方法，例如烹调食物时使用清蒸、凉拌、水煮等手段来代替油炸、油爆、油煎等烹调方式，尽量不用食用油或用很少的食用油就能做出美味佳肴；烹饪工具可以使用不粘锅、微波炉等，这样可以少用一些润锅油，从而减少用油量，达到减肥的目的。

产后糖类摄取要平衡

碳水化合物是食物的重要组成部分，由氢、氧、碳三种元素组成。它主要来源于糖，所以也被称为糖类，可分为单糖、双糖和多糖。其中葡萄糖、果糖、半乳糖为单糖；乳糖、蔗糖、麦芽糖为双糖；五谷类淀粉为多糖。

糖类最主要的作用是提供热量。糖类就像身体的燃料，让体内器官能够正常运转，还能帮助构成身体的组织成分。如果膳食中糖类不足，总热能不足，身体将过量消耗体内的脂肪和蛋白质来满足需要，就会带来很多健康问题。例如，如果每100毫升的血液里的糖分低于45克，就会出现低血糖，引起心慌、乏力、出汗、颤抖、头晕、恶心、心情烦躁等症状，严重时还会导致昏迷。而缓解这些症状的有效措施就是尽快补充人体吸收最快的葡萄糖，等身体将糖分吸收后，症状便可以消除。

大多数的糖类来自于

在日常饮食中，大多数的糖类来自于植物、谷物、蔬菜、水果和豆类（例如豌豆和蚕豆）等，如大米、面粉、杂粮中的淀粉和食糖都是常见的糖类来源。所以妈妈要经常吃一些玉米、小米、面粉、糯米、黄豆、绿豆、赤小豆等做成的食品。

不过，由于产后消化系统尚未完全恢复，对糖类的吸收能力变差，糖类摄入多了，过多的热量就容易转变成脂肪，储存在体内，使身体发胖，而且还会加重心脏的负担，容易患上动脉硬化、高血压、冠心病和糖尿病等疾病。而且蔗糖除供给热量外，几乎不含其他营养素，若吃得过多，还会影响其他营养素的平衡。所以新妈妈要注意严格控制糖类的摄入，不可大嚼糖块或过多吃白糖、红糖，这样做有害无益。

其实我们所说的"糖"的概念很广泛，并不只限于蔗糖。对身体来说，最好的糖是所谓的"慢性糖"，即从米饭、玉米、土豆等食物中获得的葡萄糖、果糖、麦芽糖等，这些糖的特点就是"细水长流"，在消化过程中缓慢地释放出来，而不是一下子就产生大量的能量，也不是断断续续地供应，这样身体细胞就能源源不断地接受营养供应。所以，日常糖类摄入的形式应尽量以淀粉为主，并适当摄取纤维素及果胶。每天糖类的摄入量应占每日膳食总热量的 55%~60%，其中纯糖不要超过 10%。

产后加强乳酸菌的摄取

提到细菌，人们往往把它们看作是引起疾病的根源。其实，有的细菌不但无害，反而还对身体有益。例如肠道内的乳酸菌就是一种典型的益生菌，被称为"人体健康的卫士"。它能促进体内消化酶的分泌和肠道蠕动，帮助清除体内垃圾，达到排毒、消除便秘、减肥瘦身的效果；另外，乳酸菌能刺激消化腺分泌更多的消化液，进而增强消化能力，提高食欲，并且还有降低胆固醇的作用，对肥胖人士常见的动脉粥样硬化、心脑血管栓塞、高血压等疾病，乳酸菌也有较好的辅助治疗效果。因此，产后新妈妈应注意加强乳酸菌的摄取，有助于缓解消化不良引起的便秘、腹胀，并可改善产后肥胖，提高身体抵抗力，防病强身。

新妈妈可以通过食用酸奶等乳酸菌产品来补充乳酸菌，它主要是利用牛奶中的成分和糖，经过乳酸菌发酵的程序所制成的，可以帮助和维持人体内乳酸菌的平衡，经常食用对身体有不少好处。不过虽然酸奶等多数是由低脂鲜乳制成的，但是其中所含的糖分也不少，想要减肥的新妈妈要注意不可过量食用，以免造成体重增加。另外在饮用酸奶前应放置在常温环境，或者放在温水中稍微加热，不宜喝冰酸奶，否则会刺激肠胃引起不适。也不宜将酸奶在高温下加热，否则会破坏乳酸菌的活性。

需要提醒的是，市场上还有很多种由牛奶或奶粉、糖、乳酸或柠檬酸、苹果酸、香料和防腐剂等加工配制而成的"酸奶"饮料，这些饮料都不是真正意义上的乳酸菌饮料，并不具备乳酸菌奶的保健作用。所以在选购时要注意加以鉴别，仔细检查产品上标注的配料表和产品成分表，注意查看是否有"发酵型"等字样，这样才能买到真正有助于健康的乳酸菌奶。

水肿型肥胖多吃含钾食物

钾是一种对人体健康非常重要的营养元素，它和钠共同作用，能够帮助保持体液的平衡和调节血压、保护心脏等。如果体内缺钾，就会引起造成钠钾平衡失调，多余的钠会造成水分在细胞间潴留，导致水肿、血压升高、血糖偏高等，许多水肿型肥胖的妈妈可能就有缺钾的问题存在。缺钾还会影响肠蠕动，引起便秘，对于减肥非常不利。如果缺钾非常严重，甚至还会引起全身乏力、腹胀、恶心、呕吐、心跳不规律等。

为了保证成人每天 2000 毫克的钾摄入量，日常可以适当多吃一些含钾食物，不仅利于减肥，也能预防缺钾引起的多种疾病。钾在蔬菜、水果中含量比较丰富，如香蕉、橘子、甜瓜、猕猴桃、土豆、橙子、蘑菇、葡萄、菠菜等，蛋黄、动物肝、瘦肉、糙米等也含有一定量的钾，妈妈可根据情况合理搭配食用，以增加体内钾的来源。如果将水果榨成果汁饮用效果更好，在补钾的同时，还能为身体补充水分和能量，不过要注意不要在果汁中添加过多的白糖来调味，否则会摄入过多的糖类，反而会加重肥胖问题。

另外，由于钾是水溶性的，在烹调时很容易流失，因此可以用蒸、炒或微波炉等方法来烹调蔬菜，以提高钾的吸收利用率。

产后科学补碘也能减肥

碘是一种人体必需的微量元素。它在人体内含量虽然很低，却是人体各个系统特别是甲状腺激素合成和神经系统发育所必不可少的。碘是甲状腺合成甲状腺素的主要原料，通过甲状腺素的作用调节机体的各种生理功能。如果缺碘，就会出现甲状腺功能减退，进一步降低代谢，影响脂肪的分解，导致肥胖、便秘、皮肤粗糙、黏液性水肿等，因此产后瘦身还要注意补碘。

科学地补碘，不仅有助于减肥，还能防治因缺碘引起的多种疾病，对哺乳期的妈妈来说补碘还能预防宝宝缺碘。而补碘可以通过食用碘盐这个最为简单、安全的方式来进行。一般每天食用 6~10 克（约 1 小汤匙）碘盐，就可以满足人体的需要。在烹饪时，为了避免碘流失，可以在菜肴烹熟后再加碘盐调味，而不要先加碘盐再高温久煮。平时保存碘盐时，则要注意密封避光，不要让碘盐暴露在空气中。

此外，**妈妈可以常吃一些含碘较多的食物，如海带、紫菜、海蜇、虾皮、海米等。**其中海带不仅含碘量最高，还含有较多的甘露醇、钾、膳食纤维等，有促进消化、利尿消肿、降低血压的作用，非常适合在减肥时食用。

需要注意的是，补碘同样不能过量，否则也会损害身体健康，引起高碘甲状腺肿等不良反应，甚至造成碘源性甲亢。因此，新妈妈在日常生活中食用碘盐应当适量，同时在购买食盐时一定要购买有指定商标、贴有碘盐标志的合格碘盐。

产后利用膳食纤维科学减肥

膳食纤维指的是不被人体消化吸收的所有碳水化合物，包括纤维素、半纤维素、果胶、胶质、抗性淀粉、低聚糖和木质素等，可分为可溶性和非可溶性两种。

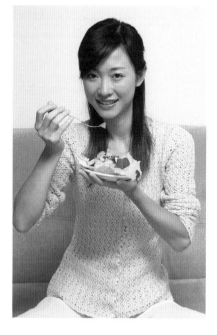

由于膳食纤维不能被身体内的消化酶所分解，也不能被肠道吸收，因此几乎不提供任何能量，但它却具有自己独特的功能。例如，可溶性膳食纤维可保留水分，这样就可延长食物在肠道通过和消化的时间，因而缓和了葡萄糖在肠道的吸收。此外，可溶性膳食纤维还可把肠道内胆汁酸中的胆固醇包裹，使它们被排出体外，所以有助于控制血糖和胆固醇的水平。非可溶性膳食纤维在肠道有助于吸收水分，使经过消化的食物含水量高，而且麦或米糠中的不能分解的纤维，能够使大便体积增大、变软，更易排出体外。所以，非可溶性膳食纤维是非常好的通便剂。

由此可见，**膳食纤维无论是对保持身体健康还是瘦身美体都非常重要，如果缺乏**

膳食纤维就会导致营养过剩、便秘、肥胖等，而每日摄入 25~30 克的膳食纤维则可以防止热能摄入过多，可起到预防肥胖的效果。

就食物来源来看，非可溶性膳食纤维可以从全麦谷类食品、全麦面包、种子、坚果、水果和蔬菜中获得，而可溶性膳食纤维的主要来源有水果、蔬菜、大豆和燕麦等。新妈妈可以在日常饮食中添加这类富含膳食纤维的食品，如每天食用 100 克的蔬菜，加上 2 份水果，注意蔬菜不要切得太碎，水果尽量洗净生食，同时主食也可以用糙米饭、五谷杂粮饭等替代精白米饭，这样基本就可以满足对膳食纤维的需要了。

需要提醒的是，在"坐月子"期间，**新妈妈不宜摄入太多的膳食纤维，否则会干扰其他营养元素的吸收，也容易影响伤口愈合**，因此在坐月子期间建议膳食纤维摄取量稍微少一些，但是在坐完月子之后，一定要增加膳食纤维的摄取，才能加速肠道积存的粪便毒素顺利排出，促进身体康复，防治产后肥胖。

多吃含铬食物有利于产后瘦身

铬是人体中一种非常重要的微量元素，它能够与激素、胰岛素、各种生物酶配合发生作用，以维持脂肪、糖类的正常代谢，可以影响血液中胆固醇、脂肪、血糖等的含量高低。如果体内缺乏足够的铬，就无法充分利用摄入的脂肪和糖类，容易引起肥胖、动脉硬化、高血糖、高血脂、糖尿病等。

一般成年人每天需要补充 150~200 微克的铬，可以通过食用动物肝脏、蛋黄、谷物、干豆等来补充。但是产后很多家庭为了帮助新妈妈补养身体，提供的食物往往偏精偏细，而这些食物在层层加工过程中难免丧失大量的铬，如果总是吃这样的食物，自然会引起体内铬缺乏，所以产后饮食不宜过于精细，应适当安排未经加工的玉米、小米、荞麦、麦麸、绿豆、黄豆等来代替精制大米、白面做主食，用粗砂糖代替精制白砂糖来调味等。常吃粗粮杂豆不仅能够补铬，还可提供不可溶膳食纤维，能够促进消化吸收，改善肠道环境，对于减肥也很有帮助。

不过需要提醒的是，也不可为了补铬而过量食用粗粮，否则会对胃肠造成负担，特别是新妈妈本身就有胃溃疡等疾病的时候更应注意；而且粗粮中的植物酸、膳食纤维等会结合形成沉淀，影响人体对钙、铁等矿物质的吸收。所以日常饮食用注意粗细结合、粗粮细做，比如可以把粗粮杂豆做成粥或饮料，更加方便吸收。另外粗粮不能和奶制品、补充铁或钙的食物一起食用，最好间隔 1 小时以上。

产后正确喝水也减肥

传统观念认为新妈妈在产后坐月子期间不宜喝水，否则会引起水肿、肥胖、风湿病、神经痛等。这种观点实际上是不科学的，产后需要喝水，一方面是因为产后汗腺分泌旺盛，需要补充水分，而且生产过程中失去的血液、体液等也需要喝水才能弥补，而且充足的水分对于乳汁分泌也很有帮助。如果坐月子期间一味限制饮水，可能会引起脱水或奶水不足。而且体内水分不足会影响水液的排出，引起细胞间水液潴留，反而会加重水肿的程度。

因此，**产后坐月子期间应当注意补水，饮水应以白开水为主**，辅助有催乳功效的营养汤水。但是注意喝补汤不要过咸过浓，而且应当撇去补汤表面的油脂，以避免摄入过量盐和脂肪，引起妈妈发胖，并会影响宝宝的消化吸收。另外，产后十天内可以适当饮用有活血化瘀作用的红糖水，有利于恶露排出。但也不宜大量饮用，以免影响子宫恢复，并可能引起慢性失血性贫血。

出月子之后，新妈妈也要注意正确喝水，并同样应以白开水为主，既能补充水分，又能降低血液黏稠度，还可促进胃肠蠕动，帮助排出体内积存的代谢废物，对于减肥很有好处。

在减肥期间，晨起、餐前都应特别注意喝水。清晨起床空腹喝一杯温热的白开水，有很好的排毒功效。餐前喝水则能增加饱腹感，有助于控制饮食。另外，在运动后、沐浴后、吃肉类食物后，可以适量喝水。而在身体感到疲惫、倦怠的时候，不要用吃零食的方法来提神，新妈妈不妨试着通过喝一杯花草茶之类的低热量饮料降低自己想吃东西的欲望。

当然，喝水也不是越多越好，可以少量多次饮用，将每天饮水量控制在 2~2.5 升就可满足对身体对水分的需要。**而且喝水不要太急，以免引起恶心、呕吐。**

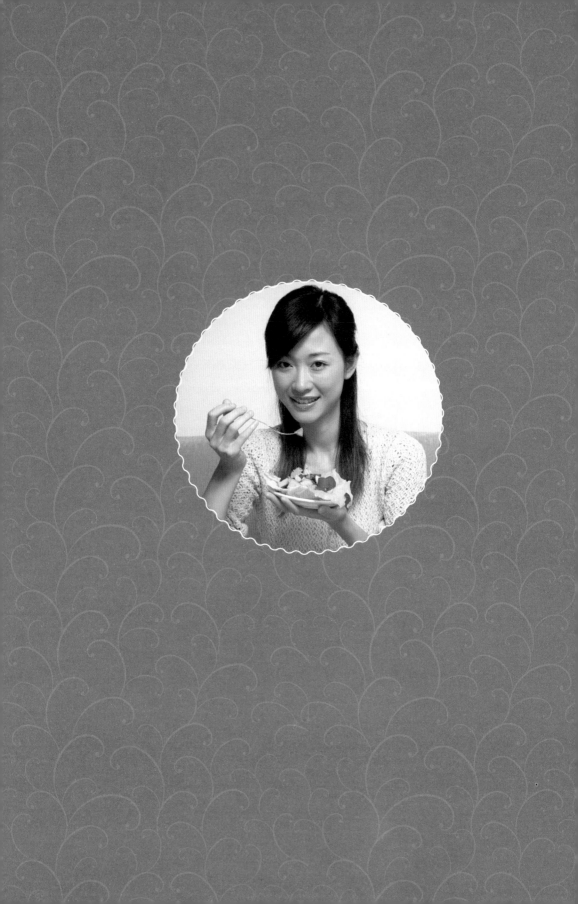

产后瘦身

最离不开的是运动

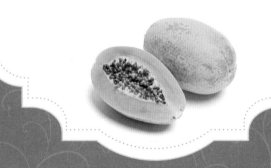

产后千万不可"空腹运动"

产后很多新妈妈在身体逐渐恢复后，都会积极地投入瘦身运动中，但是很多妈妈习惯早上吃早餐前做运动，认为这样能够更好地消耗热量、燃烧脂肪，其实这种观点并不科学。

空腹运动不利于健康，这是因为运动时人体新陈代谢处于旺盛的状态，能量消耗增多，如果空腹运动，体内血糖大量消耗又得不到及时补充，就可能引起低血糖症，会出现头晕、心慌、出汗等症状。

因此运动前最好能适量喝水，再进食少量的饼干、面包、牛奶等，为身体补充营养，预防低血糖症的发生。另外，在运动中和运动后也要注意适量补充水分和碳水化合物等，这样能够缓解运动产生的疲劳感，还能提升机体的耐力和肌肉的强度，对于长期坚持减肥运动很有好处。

不过需要提醒的是，运动前也不宜吃得过饱。饱食后运动，会增加对肠胃的刺激，影响消化系统的正常运行，可能引起呕吐、胃痉挛等症状。而且饱食也会影响运动效果，并可抑制脂肪的分解，对减肥非常不利。

"呼吸"运动也能瘦身

对于产后新妈妈来说，通过呼吸运动来减肥是一种非常理想的瘦身方法。在畅快的呼吸中，能够使更多的氧气吸入肺部，改善心肺功能，并可促进血液循环，提高基础代谢率，在不知不觉中减去多余的脂肪，而且做呼吸运动局限性很小，可以随时随地进行，非常方便易做。

下面是为产后新妈妈设计的呼吸运动减肥法，能够锻炼肩部、臀部、小腹、手臂等处的肌肉，经常锻炼可以达到减肥的目的，能够细腰、提臀、紧致手臂、改善便秘、消除小腹赘肉。

1　自然站立，双脚并拢，双手下垂于身体两侧，面向前方，上身保持挺直，感觉到背部肌肉得到拉伸。

2　保持上身静止不动，臀部用力夹紧，依次向后抬起左、右脚，再放下，这个过程中小腹肌肉要有收紧再放松的感觉。

3　双臂向上抬起，使背部肌肉得到充分伸展。同时深深吸气，小腹配合向外凸起。

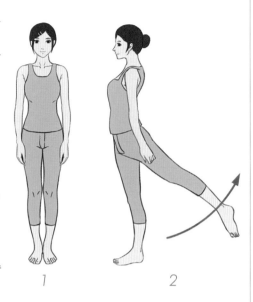

1　　　　　2

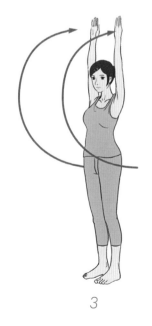

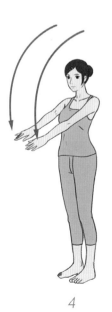

4　手臂缓缓下落，同时慢慢呼出吸入的气体，小腹配合向内凹进。手掌下落到腰部的位置，用力将剩余的气体全部慢慢呼出，感到小腹内凹到极限。

3　　　　　4

在做呼吸运动的时候，注意呼吸要深长而缓慢，深吸气 3~5 秒，屏息 1 秒，再慢慢呼气 3~5 秒，屏息 1 秒。同时尽量用鼻子呼吸，而不要用口呼吸。不过接受剖宫产手术的妈妈，最好在产后 3 个月以后再进行这项练习，而且月经期间及前后数日也不适合练习。

产后瘦身运动要"适可而止"

　　可能有的新妈妈会认为要长时间做剧烈运动才能有效减肥，运动后要有气喘吁吁、大汗淋漓的效果，才能更好地消耗脂肪，可实际上，大强度、长时间的运动对新妈妈减肥无益，而且还有损健康。

　　新妈妈的身体还处于逐步恢复期，如果贸然进行强度过大、时间过长的运动，可能会引起腹内压增加，造成子宫脱垂、阴道出血等不良后果，而且超负荷的锻炼也会引起头痛、头晕、关节挫伤、骨折、急性心肌梗死等。

　　事实上，比起剧烈运动，适度的小强度有氧运动才是产后瘦身的最佳选择。在做散步、慢速跑、瑜伽、太极拳等小强度运动时，肌肉主要利用氧化脂肪酸获取能量，有助于更多地消耗多余的脂肪。做这类运动虽然体能消耗少，汗液分泌不多，但动作到位的话，对于肌肉、关节、内脏都有很好的锻炼作用。而且这类运动技术要求低，时间可以灵活安排，比较容易做到持之以恒，对减肥瘦身、促进身体健康等都非常有益。例如练习太极拳能加速血液循环，增强内脏功能，塑造完美体形；而瑜伽更是将身体和精神集于一体的伸展运动，经由轻柔、有韵律的动作来运动所有肌肉、内脏、神经和骨骼，使身体得到均衡发展，有很好的塑形和健身的作用。

　　至于运动的时长，保持在 30~45 分钟减肥效果是最佳的。少于这个时长的运动量不足以充分燃烧脂肪，而超过这个时长则会使身体过度消耗而引起疲劳和不适。在运动期间，可以尝试间隔训练，把整个运动计划分几段，每一段完成后稍事休息再继续运动。比如可以将慢跑改为变速跑，先慢速跑 10 分钟，休息 5 分钟，再提高速度，在不吃力的情况下跑 10 分钟，休息 5 分钟，最后恢复慢速，跑 10 分钟，然后休息并做放松运动。这样不仅燃烧脂肪的效果更好，运动时也会更有乐趣和激情。

晨起，别忘了这些减肥运动

早上正是减肥的大好时机，睡醒后随着人体新陈代谢功能的提升，进行运动会消耗更多热量。但是忙碌的新妈妈可能没有时间专门外出进行晨练，对此妈妈也无须沮丧。其实，晨练也有特别的方法，只要动点心思，不但不耽误时间，还能帮助消耗多余热量，减去讨厌的赘肉，以下这些减肥运动相信可以给新妈妈一些启发。

1 起床前做伸展瘦身操

刚睡醒时，头脑还不太清醒，可以利用赖床的时间做一做瘦身操。比如平躺在床上，先伸展四肢，再舒展背部、腰部肌肉，然后举起双脚，试着用手指尖去触摸脚趾。做这类伸展练习，能够使肌肉更加柔韧紧致，身材线条更加优美，同时也可以让精神振奋，缓解"起床气"等不适。

2 刷牙洗脸时做提臀收腹操

洗漱的时间虽短，也可以巧妙利用。比如可以锻炼一下大腿和臀部，先挺直背部，膝盖微微弯曲，再绷直，如此反复做多次。也可以踮起脚尖，让脚跟上上下下地运动。在锻炼的过程中，腹部、臀部、大腿、小腿的肌肉充分绷紧，能够达到轻松瘦身的效果。

3 穿衣时做扩胸运动

穿衣服的时候最适合做扩胸运动，只要将平时穿衣的动作幅度加大一些就可以实现，比如穿上衣的时候，向两侧伸直手臂的同时尽量挺胸，经常练习会有令人惊讶的美胸效果。

4 穿鞋时做下蹲运动

改变坐在凳子上穿鞋的习惯，变为蹲下身，屈膝穿鞋系带。这个动作虽小，却可以刺激小腿肚和脚踝处的肌肉，长期坚持有助于塑造玲珑苗条的腿部线条。

产后瘦身别忘了床上"健美操"

产后瘦身不一定非要去健身中心跳减肥操，其实只要用心，卧室也能成为"健身房"，很多瘦身动作在床上也能完成，而且所需时间不多，又没什么花费，更不用复杂的器械。下面就为新妈妈推荐一套床上健美操，做完这些运动，不仅能够减肥，身体也会更加放松，睡眠质量会得到提高。

1 平躺在床上，双臂伸直后自然放在身体两侧，掌心向下，双腿伸直，绷直脚尖。左腿肌肉绷紧并向上伸直，与身体呈垂直角度，保持 2~3 秒钟，缓缓下落至原位，换右腿以相同方式上抬、落下，交替做 10~15 次。本法适合新妈妈自产后 1~2 天做。

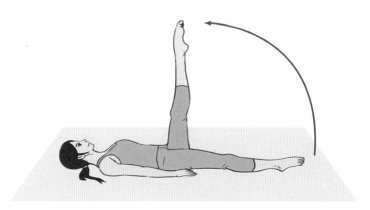

2 平躺在床上，先将左腿屈曲，大腿与身体成垂直角度，保持这一姿势，深吸气，呼气时将左腿缓缓向腹部靠近，保持 2~3 秒钟。深吸气，左腿缓缓回到起始体位，换右腿重复相同动作，交替做 5~8 次。本法适合新妈妈自产后第 3 天起做。

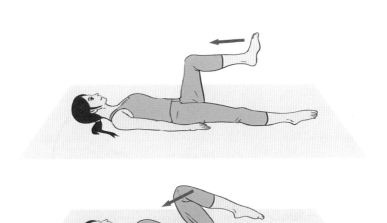

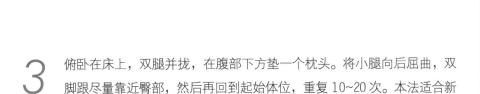

3 俯卧在床上，双腿并拢，在腹部下方垫一个枕头。将小腿向后屈曲，双脚跟尽量靠近臀部，然后再回到起始体位，重复 10~20 次。本法适合新妈妈自产后第 11 天起做。

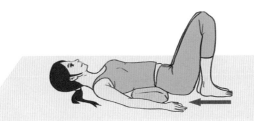

4 侧躺在床上（先左后右），双腿并拢伸直，先将右腿向斜上方展开并上抬，保持 2 秒钟，还原至起始体位，换左腿重复相同动作，每腿重复 20~30 次。本法既可交替进行，也可一侧做完后换另一腿，适合新妈妈自产后 60 天左右做。

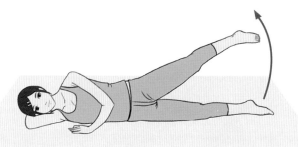

贴心
小提示　　在做这套健美操的时候，可以播放舒缓的音乐，这样可以营造轻松的氛围，让新妈妈放下心中所有负担和劳累，放松紧绷的神经和心情，这样会将这套健美操的瘦身效果发挥到极致。

居家舍宾操消耗多余热量

"舍宾"就是英语"shaping"的音译，是一种通过运动来塑造美好形体的方法。舍宾操动作柔美，节奏舒缓，重在训练女性身体的伸展性和柔软性，通过运动来消耗身体多余的脂肪而又不形成肌肉。下面就推荐几招居室舍宾操，产后新妈妈经常在家练习能够消耗热量和脂肪，帮助妈妈摆脱臃肿的体态，还可帮助子宫恢复，预防橘皮组织产生，对新妈妈瘦身美体很有好处。

动作
步骤

1 站立，双脚分开，手持哑铃，双臂上举至与肩平齐。挺胸收腹，呼气，身体向右侧弯曲，腰部左侧肌肉拉紧，同时两脚后跟抬起，膝关节伸直，足尖点地。吸气，身体还原至最初的体位。换左侧进行。

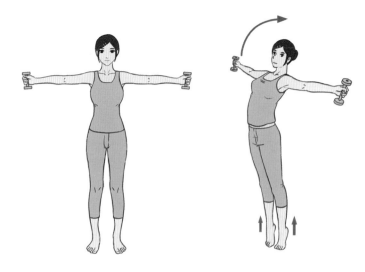

2 站立，双脚分开，与肩同宽。手持哑铃，双臂上举至与肩平齐，呼气，双臂下拉，注意肘部尽量靠近身体，感到肩部、背部肌肉充分拉紧。吸气，双臂上举。如此反复进行。

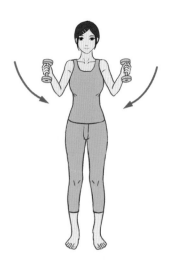

3 俯卧在床上，双手充分张开，身体呈 45 度角的方式做俯卧撑的动作，练习的同时背部肌肉有拉伸的感觉。

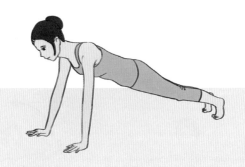

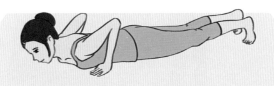

4 仰卧在床上，双脚分开，与肩同宽，屈膝，利用腹部与臀部的力量而不是腿部的力量尽量将髋关节向上抬高，同时臀部收紧。呼气，双腿向内夹紧，会阴部尽力收缩。吸气，双腿还原。

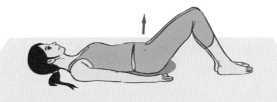

贴心
小提示

做这套舍宾操，应当根据新妈妈身体恢复的情况而定，一般顺产的妈妈在产后 2~3 个月后就可以练习，剖宫产的妈妈则最好在产后 4~6 个月练习。在练习前应先做一些热身动作，而且每周做 1~2 次即可，总共时长不要超过 45 分钟。

试试用"倒行法"瘦身

倒行法，也就是退步走、倒退走，是一种简单易行的锻炼方法。在倒退行走的过程中，必须始终保持抬头、挺胸、收腹、提臀的姿势，有助于消耗臀部和小腹的脂肪，起到改善体型的作用。而且能够锻炼腰部、背部、下肢肌肉，有助于减少产后腰酸背痛、下肢关节疼痛等症。

1 做好准备运动

练习前要做好准备运动。例如可以以平时散步的速度正走 10 分钟，然后活动一下肩关节、腰部、膝关节、脚踝。做准备活动的目的是使全身得到放松，关节、肌肉和韧带得到充分活动，协调好身体各部进入能退步走的最佳状态。

2 注意正确的姿势

练习时要求立正、挺胸、抬头、双目平视，两手叉腰，大拇指向后按腰部，或以双手握拳叩击腰部。膝盖不弯曲，步子大小可根据自己的习惯而定。先是左脚向后迈，身体重心后移，再迈右脚，左右交叉进行。刚开始练习时脚步的幅度要小，步频要慢。熟练之后，脚步的幅度要大，步频也应相应地加快，但切不可操之过急。同时要注意把握身体的重心，退步走时前腿是动力腿，发力迈步，后腿是主力腿，负载全身重量，把握重心保持平衡。两腿轮流交替，重心也就不断变换。这一点需要用心体会，熟能生巧。

3 倒行锻炼频率和时长

按照以上正确姿势，可以持续退步走，也可与正走相结合，也可以沿圈退步走。顺产的妈妈可以在产后 2 个月以后开始练习，每天练习 2 次，早晚各一次，每次大约 15~20 分钟，中间不休息。剖宫产的妈妈则应在产后 3 个月以后再开始练习。刚开始练习时每次走约 200~300 米，中间休息 1~2 分钟，然后再继续练习 2~3 次。

4 练习倒行的注意事项

由于倒行时有一定的难度和风险，因此，体质较弱的妈妈或下肢疼痛时不宜进行练习。练习时场地应选择在空气清新、平坦的草地或公园里进行，并要注意远离踢球或从事其他运动的人，以免发生危险。另外要特别注意对鞋的选择，不要选择带跟的鞋，任何高度的鞋跟对倒行的安全都有害无益，会增加摔伤的危险。

"站立法"也能让新妈妈瘦下去

对于时间紧张、不便外出的新妈妈来说，减肥不妨试试"站立法"，站着就能瘦，轻松有效。这里所说的"站立法"要求以正确的姿势坚持站立，能够随时随地自然地锻炼全身肌肉，矫正弯曲的身体，达到瘦身美体的目的，并可改善产后肩膀酸痛、腰酸、便秘等症。

在练习"站立法"的时候，妈妈首先要想象自己是一棵挺拔的青松，"根基"牢牢站稳，身体竖直挺拔。头部保持正直，面向前方，双眼视线凝聚在正前方的某处，不要左右移动，下颌微收，不要向前勾出；肩部保持稳定，胸部外扩，肩胛骨向后背中央聚拢，上身不要东倒西歪；腰部挺直，自然收腹，骨盆立起，臀部收紧，不可塌腰；膝盖绷直，或微弯曲，全身重心集中在前脚掌上。总之，正确的站立法要求后脑勺、背部、臀部、脚跟处在一条直线上。

在开始练习的时候，妈妈可能会有些不习惯，还可能出现肌肉、关节僵硬的情形，所以要注意锻炼的量，可以从坚持3分钟开始，逐渐延长到5分钟、15分钟，20分钟等，直到将正确的站姿养成一种习惯。为了纠正自己的站姿，妈妈不妨对着穿衣镜练习，避免错误的站姿对肌肉和骨骼造成过多压力，不但达不到减肥的目的，还可能加重肌肉、关节酸痛。

产后瘦身需要"散步法"

散步是指闲散、从容地行走。在所有的健身运动中，散步是坚持率最高、受伤风险最小、最简便易行的活动，有助于增强体质、恢复健康。对于产后新妈妈来说，散步安全方便，可将全身大部分肌肉骨骼动员起来，使人体新陈代谢增强，并可燃烧脂肪，是非常适合的减肥瘦身运动。

散步的正确姿势

抬头挺胸，两眼平视前方，腹部稍内收，臀部肌肉稍保持紧张，双腿自然放松交替前进，两臂随之摆动、并配合有节奏的呼吸。身体要保持平稳，应充分利用足弓的缓冲作用，使脚底像车轮一样依脚跟至脚尖的顺序落地，不要把脚后跟直接跺在地上，否则会使大脑不断受到震动，容易引起头晕等症。背部要挺直，不要前弓或后仰，以免压迫胸部，影响心肺功能。有产后便秘问题的妈妈可以一边散步一边用手掌徐徐按顺时针方向摩擦腹部，以促进胃肠蠕动，对便秘有较好的防治作用。

散步的速度和时长

产后新妈妈散步要根据自身的实际情况注意循序渐进，量力而为。一般来讲，散步的速度应控制在每分钟80~140步。产后康复期可以采用走走停停、快慢相间的"逍遥步"，以适应身体孱弱的情况。身体完全恢复后可以适当快走，能兴奋大脑，振奋精神，使下肢矫健有力，但快步并不等于疾走，只是比缓步的速度稍快点。散步的距离可依身体条件控制在1000米~2000米左右，每天可散步一到两次，每次20分钟~40分钟。

可选择在饭后半小时左右散步，能起到健脾消食的功效；也可选择在早晨起床后，在空气清新、四周宁静的地点进行散步。但要注意气候变化，适当增减衣服，以免着凉。

③ **散步法的注意事项**

散步时不宜常背着手，否则不能充分活动身体各部位，也不利于身体放松，不能达到最好的减肥和保健效果。而且如果遇到路上有石子、坑洼，背着手不能迅速平衡身体，很容易摔倒。另外，散步时步子不要太急，要平稳，节奏以适合自己的身体情况为最好，切忌走得气喘吁吁，而且一有疲乏感就应当休息。此外，散步时不要穿皮鞋或太硬的鞋，最好穿富有弹性的运动鞋，以避免长期步行可能造成的对足底组织的伤害。并且最好穿纯棉袜，以便更好地吸汗，使散步的感觉更加舒适。

产后慢跑燃烧脂肪

慢跑又称健身跑，是一种长时间、慢速度、远距离的运动方法，与一般的长跑或竞赛性跑步相比，慢跑具有很强的灵活性，可以根据自己的身体情况随时调整速度，因而很适合产后新妈妈练习。一般顺产的妈妈在产后三个月身体恢复状态良好的情况下就可以开始慢跑练习了，剖宫产的妈妈应待产后四个月以后再练习。慢跑动作简单，易于掌握，活动全面，在微汗状态下持续慢跑，身体能量供给会由"燃烧"糖类逐步转入"燃烧"脂肪，从而达到瘦身减肥的目的。

慢跑瘦身的正确姿势

慢跑时两眼平视前方，跑时躯体切勿后仰或左右摆动，肌肉及关节要放松。肘部弯曲至腰部，两手自然下垂。手臂自然摆动，随身体的节奏移动。脚和膝盖朝向正前方，不要朝两边。按照从脚跟到脚尖的顺序，让脚跟先着地，然后到脚掌，最后是脚趾蹬地前行。蹬地时亦为前半部用力，而不能整个脚掌同时着地或用力，脚掌不应有擦地动作，否则会加大前进阻力，易使脚掌疲劳、碰伤甚至使人摔倒。另外，慢跑时呼吸应自然而有节奏，开始跑步时，应尽量跑得慢一些，配合自己的呼吸，向前跑 2~3 步后吸气，再跑 2~3 步之后呼出。注意鼻吸鼻呼或鼻吸口呼，必要时口鼻同时呼吸。如果感觉到呼吸有困难，要稍微降低速度。

 慢跑练习的强度和时长

慢跑的运动量不可太大，也不可太小，一切都要以自己体力为基准来调整。开始练慢跑的时候，运动量要循序渐进，可以采取慢跑加步行交替的方式进行，距离不宜太长。等身体逐步适应了慢跑，可逐渐减少步行的时间，直到实现全程慢跑，这样才能让跑步时承受的负荷强度处于身体能够承受的水平，从而实现最佳锻炼效果。慢跑的时间应控制在每天 20~40 分钟。若想慢跑 20 分钟以上，一定要注意控制速度。最理想的是每天慢跑 1 次，如果做不到，每星期至少也要慢跑 2~3 次。

 慢跑的注意事项

在进行慢跑运动前，应该做充分的准备活动，让身体得到充分的舒展。慢跑时，动作要自然放松，呼吸应深长而有节奏，不要憋气。跑的速度不宜太快，不要快跑或冲刺。要保持均匀的速度，以主观上不觉得难受、不喘粗气、不面红耳赤，能边跑边说话的轻松气氛为宜。跑步过程中如遇到胸部有紧束感、心悸气促及头昏等情况，切勿突然停跑，而要改跑为走，慢慢停止。此外，慢跑不宜过久，否则超过身体的负荷就可能引起足跟肌腱发炎、拉伤或椎间软骨板突出、脊骨关节炎、疲劳性骨折等。

健身球瘦身法让你一瘦到底

健身球是一个直径为 65~75 厘米的充气橡皮球，利用它作为辅助工具完成各种动作，可以训练胸、腹、背、臀、腿等处的肌肉群，既轻松有趣，又可以达到减肥健身的目的，而且对关节的冲击不大，还能借助和球面的接触对身体产生按摩的效果，有康复治疗的功效，对于产后新妈妈的身体恢复很有好处。

下面介绍一些健身球瘦身锻炼的方法供新妈妈参考。

1 将健身球靠近墙壁，上背贴着球的边缘。利用球作滑轮，呼气后缓慢地屈曲双膝，直到下降至大腿与地面成平行状。完成后，保持姿势 15 秒。吸气，慢慢提升大腿，还原起点动作。重复动作 3~5 次。这个动作借着深蹲的动作，能够锻炼大腿四头肌，有助于减去大腿赘肉。

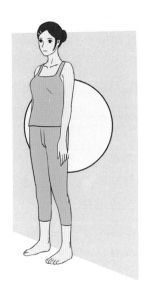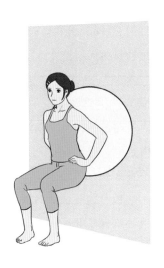

1

2 跪在球的后方，以大腿及腹部紧贴球，双手放在球顶。呼气，双手撑地，身体平卧在球上，与地面平衡。吸气，抬起左腿，弯曲右膝，以右脚板支撑住右大腿。保持姿势 15 秒。完成后，还原起点动作，换脚重复动作。左右重复 2~3 遍。这个动作主要锻炼臀部及大腿后方肌群，可提升臀部线条，有助防止臀部下垂变形。

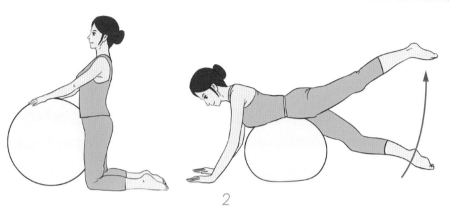

2

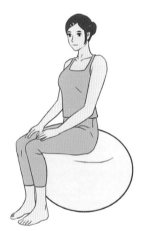

3 坐在健身球顶的边缘，双腿并拢。吸气，举起双手，腰背挺直。呼气，向前弯腰，腹部贴近大腿，额头靠近小腿，双手抓住足踝，按在地上。保持姿势15秒。完成后，吸气后还原起点动作。重复3~5次。这个动作能够伸展背部及大腿后方肌群，促进血液循环，令双腿变得具弹性和柔软。

吸气

呼气

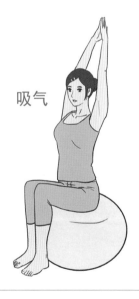

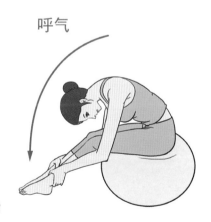

3

4 两脚分开与肩同宽，脚朝前。向后躺，使臀部和下背部靠着健身球的边缘。双手各持一个重物（如 1 千克的哑铃等），手臂向下伸，靠在球前。收紧腹部，收缩肱二头肌，弯曲手臂，将重物提向肩部。头部和颈部向后仰，靠在身后的健身球上，收缩臀部，将胯部抬起，直至胯部与地面平行。将重物向胸部上方举起。然后再将胯部和手臂还原至初始位置，重复整个动作，做 10~12 次。这个动作可以锻炼肱二头肌、胸部、胯部、臀肌。

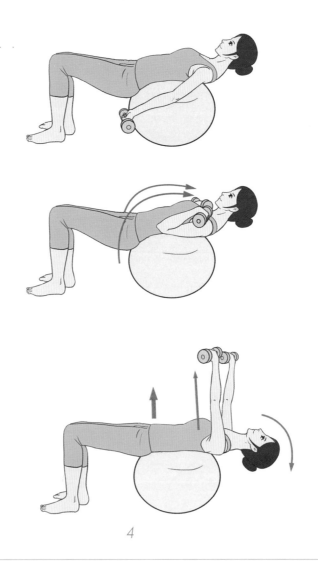

4

5 俯卧撑姿势，把脚搭在健身球上，脚背朝下。双手撑在地上，之间距离与肩同宽。腹部收紧，手臂伸直。弯曲膝盖并将球向左肩方向拉。然后再向外推出，接着再右侧拉，重复 10~15 次。这个动作可以锻炼腹部、腰部、肩部。

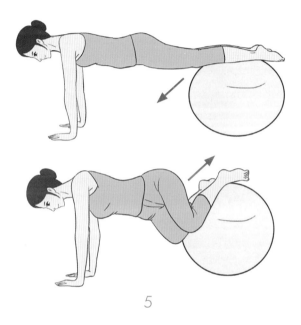

5

6 双脚分开与肩同宽，左手持一个重物。弯曲左膝，并将左脚搭在身后的健身球上。慢慢地弯曲右膝，重心下移的同时将球向后滚，直至右大腿几乎与地面平行（颈部应该与脊柱成一条直线）。渐渐将前腿伸直，身体抬起，将球滚回至起始位置。每条腿重复动作 10 次。这个动作可以锻炼股四头肌、股二头肌、臀肌。

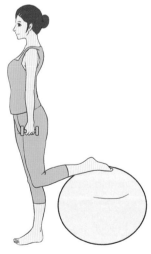

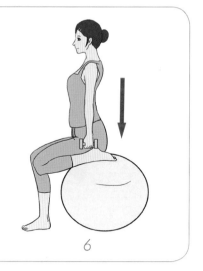

贴心小提示

在做健身球锻炼前宜进行热身练习，将身体关节活动开，例如可以做扩胸运动、摆腿运动，并注意活动颈部，以减少在运动中扭伤、拉伤的危险。同时最好穿上紧身的服装，动作会更加灵便。鞋子则最好选择防滑底的，以免滑倒跌伤。

6

爬楼梯也减肥

爬楼梯是一项集健身、减肥、美容于一身的运动。锻炼方法非常简单，也不受天气变化影响，随时可以进行。一般，产后新妈妈在产后三个月后身体恢复情况良好时可以进行锻炼。在爬楼梯时消耗的热量比同等时间内散步、游泳、打羽毛球等消耗的热量多得多，能够燃烧脂肪，消除腰部、臀部、大腿部的赘肉，有利于减肥健美。而且爬楼梯时腹部反复用力，对内脏器官是一个有利的刺激，能够改善胃肠功能，有效防止便秘发生，也能帮助减去小腹赘肉。

爬楼梯没有复杂的规则，没有特殊的技巧，新妈妈在练习时，首先要结合自己的实际情况，合理安排爬楼梯锻炼的强度和速度，以锻炼后身体没有不良反应为度。上楼时上体微前倾，屈膝抬腿，前脚掌落在台阶中部，落稳后随即蹬伸支撑腿向上迈步。下楼时，身体略后仰，肌肉放松，为了防止膝关节承受压力增大，应前脚掌先着地，再过渡到全脚掌着地，以缓冲膝关节的压力。

在开始练习爬楼梯时，速度可以适当放慢一些，坚持一段时间后，再逐步加快速度或延长时间，但是不能过于剧烈，否则会增加心肺负担。如果身体恢复得较好，也可以试试一步两个台阶快速上爬，还可以跳上楼梯，以增强锻炼效果。

需要提醒的是，爬楼梯虽然是一项简便易行的运动，但由于其运动量较大，锻炼时应注意安全，以减少对身体的损伤。在爬楼梯的过程中发现不适，如呼吸困难、胸口闷痛等，应立即停止锻炼。而且膝盖有陈旧性损伤或有炎症的情况也不适合进行爬楼梯锻炼。另外，爬楼梯应选择在空气流通的楼层进行，不宜在过分封闭的写字楼的楼层中进行，空气不流通时进行强度较大的爬楼梯运动容易造成心、脑缺氧，加重心脏的负担，影响健康。

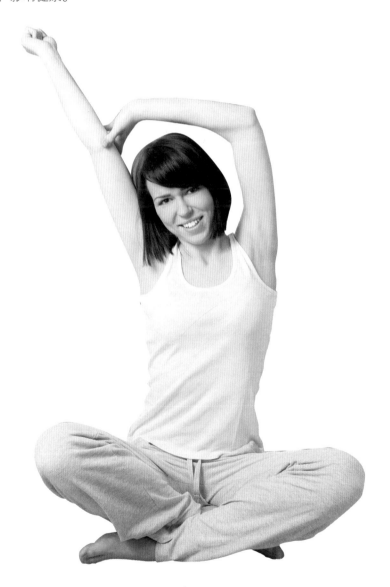

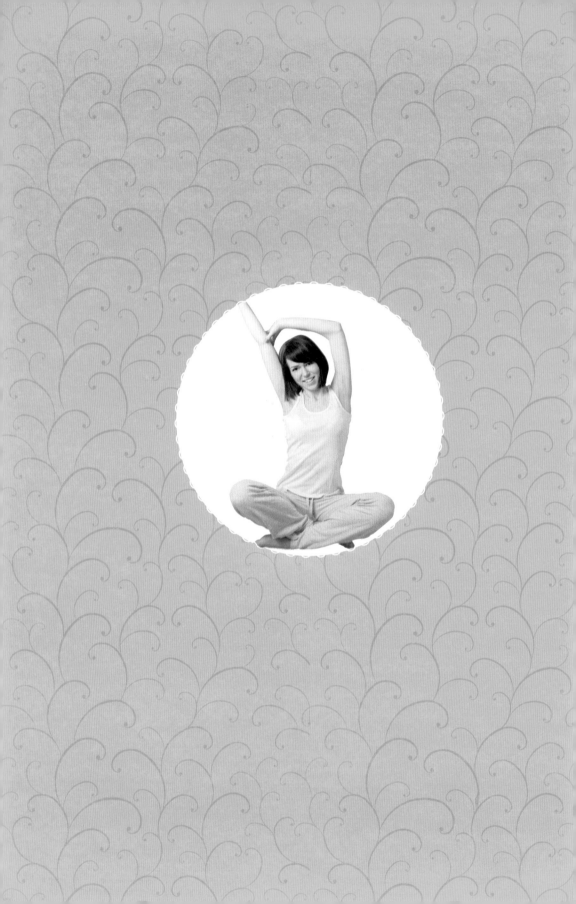

Chapter

6

女人是水做的，
产后瘦身也与水有关

"沐浴"没那么简单

一般顺产的妈妈如果会阴处无伤口，产后 2~5 天就可以淋浴。如果身体条件不允许，也可以接受擦浴。沐浴后妈妈会感到精神舒畅，体力恢复也较快。沐浴能够清洁分娩时留下的汗液、血渍，帮助妈妈消除疲劳，增强机体抗病能力。

不仅如此，对于有产后肥胖问题的妈妈来说，沐浴还是瘦身的好帮手。沐浴时在温水流的不断刺激下，全身皮肤毛孔扩张，会不断排出汗水和体内积聚的残余废物及多余的水分，能够有效消除浮肿，并可促进新陈代谢，因而是一种健康有效的减肥方法。

不过，沐浴并不像我们想象的那么简单，如果不得法，就可能危害健康，以下几点是沐浴时要特别注意的。

1 沐浴的水温要求

沐浴时以水温 35℃~40℃ 的温水为最佳，这时水温应与体温接近，人体会感觉非常舒适。如果水温过高，会使皮肤毛细血管急速扩张，心脏血流量减少，容易引起缺氧。而水温过低又会使皮肤毛细血管骤缩，容易引起全身酸痛、腹痛等不良反应。特别是产后新妈妈更不宜洗冷水澡，否则风寒停留于体内，可能诱发风湿性关节炎及产后月经不调等妇科疾病。

2 沐浴的频率

沐浴不宜过勤，否则会破坏皮肤表面的角质层和保护性菌群，容易刺激皮肤引起瘙痒、脱皮或患上某些皮肤病。这一点，干性皮肤的妈妈应特别注意。多久洗一次澡应当根据自身皮肤条件合理安排，如果天气炎热潮湿，汗液分泌较多，可以每天做一次淋浴，而且最好不要使用沐浴液、香皂等清洁产品。天气比较干燥凉爽，汗液分泌较少，则可以 2~3 天沐浴一次。

3 沐浴的时间

沐浴时汗液不断排泄，体内的各种营养物质也随之排出体外，容易造成体力的过度消耗，所以不宜长时间沐浴，以免过度疲劳，引发脑缺氧、休克等。而且饭后不应马上沐浴，否则皮肤毛细血管受到温水刺激，会使较多的血液流向体表而不是腹腔，不仅会影响消化吸收，还会引起低血糖等。另外，在身体疲倦的时候、发烧的时候，以及患有严重心脏病、高度贫血、脑血管疾病时都不宜沐浴，以免发生危险。

4 沐浴的注意事项

产后6周内，新妈妈在身体康复阶段，最好尽量选择淋浴，而不是盆浴，淋浴可防止污水进入阴道，避免产后感染。在做外阴局部皮肤清洁的时候，应用接近体温的清水冲洗，切勿用热水烫或用碱性肥皂和高锰酸钾等冲洗，以免破坏阴道内的酸性环境，使致病菌大量繁殖，引起阴道炎等妇科疾患。另外，产后沐浴要注意保温，避免着凉，沐浴之后尽快将身体上的水擦干，并尽快穿上干净的衣服，再用干毛巾包裹头部，将头发仔细擦干，在头发未干前不要躺下睡觉。

沐浴别忘了加点"材料"

沐浴不仅能带来清洁、卫生的感受，还有令人意想不到的瘦身、美肤的作用。特别是加入一些特别的"材料"后，沐浴减肥的效果就更显著了。不过因为这些减肥方法需要泡澡才能实现，所以如果会阴处无伤口的话，顺产的妈妈在产后10天以后可以泡澡，如果有会阴切口的话，则必须在切口愈合比较良好的时候才能泡澡。剖宫产的妈妈术后42天后，没有阴道出血，检查子宫刀口已经完全恢复正常，才可以泡澡。而且泡澡每周1次即可，时间不宜过长。

绿茶浴

收集喝过的绿茶渣（冲泡过 1~2 次）25~30 克，放在通风、干燥的地方自然晾干后，用纱布包好，缝好袋口，放在浴缸内，然后加入 40℃的温水。洗澡时可以浸泡 15~20 分钟。绿茶中含有的抗氧化成分能够使肌肤更加紧实白皙、富有弹性，同时绿茶中也含有能够消除水肿、分解脂肪的咖啡因等成分，常泡可起到美体瘦身的作用。

米酒浴

将适量米酒或葡萄酒等，加入 40℃的温水中，洗澡时可以先浸泡 10~15 分钟，再用清水冲洗干净。洗米酒浴能够促进血液循环，加速身体新陈代谢，有助于脂肪的分解，对减肥很有好处。

姜汁浴

将老姜熬成的姜汁 30 毫升，加入 40℃的温水中，浸泡 15~20 分钟后用清水冲洗干净。洗姜汁浴可以促进血液循环，加速身体新陈代谢，消耗热量，燃烧脂肪。而且洗完姜汁浴后身体还会自然地发汗排汗，将多余的水分排出，有助于减少水肿。

睡前沐浴洗出好身材

睡前沐浴不仅能够达到减肥、美容的效果，还能消除疲劳、放松身心，带来优质睡眠。不过需要注意的是，这里所说的"睡前"是指夜晚正式上床入睡前 2 个小时以前，比如平时 23 点上床入睡，则最好在 21 点前完成沐浴。如果在临睡前半小时以内沐浴，会使体温升高，影响大脑分泌促睡眠激素，可能会引起失眠、多梦，影响身心健康。而且临睡前沐浴，头发还未充分晾干，长期湿着头发睡觉很容易引起脱发、偏头疼等，所以一定不能沐浴完马上睡觉。

以下是睡前沐浴的步骤和要点，注意一些小细节能够更好地减肥瘦身，对身体健康也很有好处。

1. 调节水温

睡前沐浴水温可以稍微低一些，以 35℃ 左右的温水为宜，身体会感觉比较舒服，也容易放松。

2. 沐浴的顺序

按照先洗脸、再洗头、最后洗身体的顺序沐浴。这是因为面部毛孔遇到水蒸气会快速扩张，如果没有先洗脸，面部积累了一天的油脂、灰尘等会进入毛孔，引起面部皮肤感染、长痘等。而且如果先洗身体再洗头，会使头部的油污随水流下"污染"身体毛孔，所以沐浴时应自上向下清洗。

3. 搓擦身体

洗身体的时候可以将沐浴棉打上丰富的泡沫，然后搓擦腹部、背部、臀部、腿部的皮肤，搓的时候注意从下往上，顺着毛孔方向反复搓洗多次。这个过程能够促进血液循环，帮助消除多余的脂肪，需要注意的是搓澡时不能太用力，以免损伤皮肤。

4. 沐浴后的放松和按摩

沐浴结束，要迅速擦干身体，以免感冒。然后可以配合一些简单的活动身体的动作，或者对脂肪积聚的部位如腰部、大腿等处做一下睡前按摩，按摩时可以在手上涂抹一些天然成分的身体乳液，以减少双手和皮肤的摩擦力，起到保护皮肤的作用。不过身体不适或是有伤口的情况下，则不宜做按摩。

巧用喷头淋浴减肥

在沐浴的时候，可以利用手持淋浴喷头（花洒）来进行针对性的冲击，能够刺激肌肤，使肌肤紧绷，达到减肥的目的。方法是设置好 40℃ 左右的水温，然后利用喷头较强的水压，不断冲洗、按摩身体脂肪和赘肉较多的部位，每个部位冲洗 1~2 分钟。

1 冲洗面部：站立，右手持喷头，用水流按摩面部肌肉，顺序是从下巴到额头竖向冲洗，再从左鬓角经过鼻梁到右鬓角，做横向冲洗。冲洗时注意闭眼，以免水流进入眼睛刺激眼球。

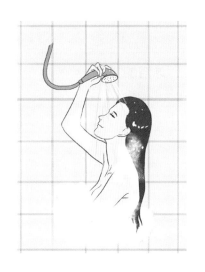

2 冲洗肩部和颈部：从耳朵下方经过颈部两侧冲洗到锁骨中央，再从锁骨中央出发由内向外冲洗到肩头，最后仰头，冲洗颈部正下方。冲洗时注意不要让水流进入耳朵。

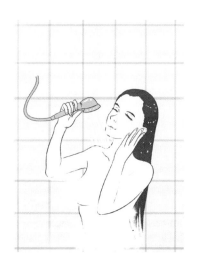

3　冲洗背部：从颈部后方开始向下冲洗，经过肩胛骨，一直冲洗到腰部。

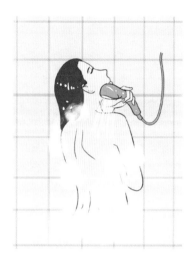

4　冲洗腰腹部：从腰部顺着臀部曲线，向左右方向冲洗。到腹部时按照顺时针方向，打圈冲洗。

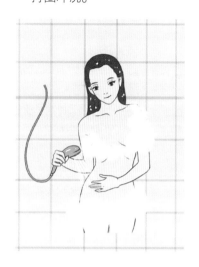

5　冲洗手臂：从指间开始自下而上一直冲洗到腋下，在腋窝处打圈冲洗 30 秒。

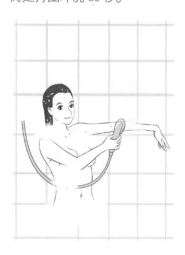

6　冲洗腿部：从脚踝开始自下而上冲洗小腿、膝盖、大腿，并在大腿根处打圈冲洗 30 秒。

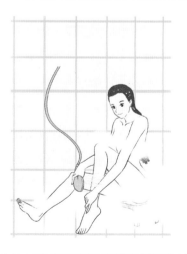

一般花洒的水流强度可以通过把手或旋转花洒头部来进行调节，可以将水流适当调强劲一些，适合进行按摩冲洗，使身体得到放松，也能更好地帮助减肥瘦身。不过要注意不要用较强的水流直接正对心脏部位冲洗，以免造成心脏负担，影响健康。

"蒸汽浴"蒸走多余赘肉

　　蒸气浴是通过高温加热水形成大量蒸汽来进行沐浴，用以清洁、保健护理的一种方法。洗蒸汽浴时，皮肤毛孔扩张的同时身体会大量出汗，能够排出体内多余的水分、脂肪以及积存的废物和毒素，因而能够达到减肥瘦身的效果，而且这种减肥方法也比较轻松无负担，做完蒸汽浴会感到全身轻松、疲劳顿消。

　　洗蒸汽浴的方法不同于淋浴和盆浴，有以下几点需要特别注意。

1 洗蒸汽浴的时间和频率

　　在蒸汽浴室内停留的时间最好控制在 15 分钟之内，如果感觉不适，应提早结束。每周洗蒸汽浴最好不超过 2 次，以免产生减肥过速而引起其他副作用。每次洗蒸汽浴包括休息的时间在内最好不要超过 1 小时，时间太长会让皮肤干燥，而且也会超过身体负荷，引起昏厥、血压升高等不良反应。

2 洗蒸汽浴的步骤

　　脱掉全身衣物，并摘掉首饰、手表等。进入淋浴房，先用 40℃ 左右的温水淋浴，并擦干身体，做好准备。进入蒸汽浴室后，根据个人的体质，选择在浴室四壁的木栅板上就座，并不时地轻轻拍打身体、变换体位。待全身大量出汗后，离开蒸汽浴室，进入降温室用不低于 20℃ 的清水淋浴洗净身体。如果此时身体还可耐受，可以再次进入蒸汽浴室熏蒸，重复 2~3 次。结束后宜洗净身体，休息半小时以上的时间，并喝些白开水、淡盐水等补充体内流失的水分。

3　注意事项

产后 1 个月内不宜洗蒸汽浴，而且新妈妈在洗蒸汽浴前最好咨询妇科医生。另外患有动脉硬化、高血压、糖尿病以及月经期间不应进行蒸汽浴。此外，由于蒸汽浴室密不透风，可能会引起暂时性的不适应，如头痛、恶心、心慌等，遇到这类情况后，新妈妈可以先到降温室休息片刻，待症状缓解后再继续洗蒸汽浴。

洗个"泡泡浴"，在享受中瘦身

想要瘦身的妈妈不妨试试泡泡浴。在洗浴时将身体浸泡在大量的泡泡中，由于气泡破裂时会产生机械力，相当于持续不断地对全身各处肌肤做细微按摩，会使皮肤得到比水浴更持久、更广泛的刺激，因而能够帮助皮肤恢复紧致，并可加速肌肤新陈代谢，对减肥瘦身很有好处。

洗泡泡浴会用到泡泡浴盐、泡泡啫喱等产品。这些产品中含有碳酸氢钠、碳酸氢二钠等化合物，与温水作用可以产生碳酸气体，形成大量丰富的泡沫。在使用时，可以根据产品说明，将适量的泡泡浴产品倒入浴缸，并最好倒在水龙头出水口处。然后向浴缸中加入 40℃左右的温水，用水流冲出大量的泡泡，注水量达到浴缸 3/4 高度即可，否则水太满，坐进浴缸时泡泡会溢出。如果水龙头出水速度较慢，可以用手将龙头遮住一点，以形成急流高速冲撞泡泡浴产品，或者用手搅拌，即可产生均匀、细腻、温和的泡泡。如果使用按摩浴缸，只需打开冲浪模式，也能产生丰富泡沫。

泡泡浴产品也可以用于淋浴，使用时只要均匀涂抹全身，用沐浴棉搓起泡沫并稍加按摩，再用清水冲干净即可。由于泡泡浴时皮肤毛孔受刺激会张开，因此沐浴完毕后需使用乳液或爽肤水按摩全身，达到滋润肌肤、收敛毛孔的功效，皮肤也会变得更加细腻、光滑、富有弹性。

特别
提醒　　需要提醒的是，产后新妈妈进行泡泡浴需在伤口彻底愈合之后，而且如果平时肌肤比较敏感，也要谨慎使用泡泡浴产品。

"泥巴"也能瘦身

泥巴浴是一种新兴的时尚沐浴方法，它通过将泥巴包裹全身，靠泥巴天然的高黏度和吸附性帮助深度清洁皮肤，吸出深藏在毛囊深处的污垢和多余的油脂。而且洗泥巴浴时，温热的湿泥还会使皮肤毛孔张开，促进汗液分泌，帮助排出体内多余的水分和积存的毒素，并可加速新陈代谢，加快脂肪分解转化，从而达到瘦身减肥的目的。不仅如此，泥巴中含有的矿物质、有机质、盐藻等多种营养物质，可通过皮肤毛孔渗透皮下组织，刺激皮肤胶原蛋白的合成，使肌肤更加紧致有弹性，还有很好的美容功效。

当然，并不是随便什么泥土都可以用来沐浴。泥巴浴所用的多为专用的沐浴泥，黏性较好，富含矿物质、有机物质、微量元素等，而且导热性低，保温时间长。一般以海泥为最佳，也可以使用火山泥。

产后新妈妈洗泥巴浴可以根据自己的身体恢复条件选择全身泥浴、半身泥浴或局部浸浴。沐浴时将沐浴泥与40℃左右的温水调和成泥浆，然后清洁肌肤并擦干，再将泥浆均匀抹于全身或局部赘肉较多的地方，涂抹的同时可以轻揉按摩帮助皮肤吸收沐浴泥中的矿物质，10~15分钟后，用温水冲洗干净。如果有条件的话，还可以将泥巴浴和蒸汽浴一起配合进行。

在洗泥巴浴后，应躺下或坐下休息10~15分钟，并可喝一些温开水、果汁等为身体补充流失的水分，也可以促进沐浴泥排汗、代谢功能的持续，减肥美容的效果会更佳。

特别
提醒　　　洗泥巴浴的时间不可过长，一般不要超过 20 分钟，以免沐浴泥的强烈吸附作用造成肌肤失水、干裂。而且皮肤感染或有外伤、月经期间均不宜洗泥巴浴，在沐浴过程中，如果有头晕、恶心、呕吐、大汗淋漓不止等情况，应当马上停止，并最好立即去医院检查。

淋浴的时候揉一揉

淋浴的时候可以适当做一做水中按摩，用正确的手法揉一揉脂肪、赘肉堆积的部位，能够使肌肉放松，促进血液和淋巴循环，有利于体内毒素和废弃物的排出。而且在水流的辅助冲击下进行，可以产生比普通按摩更好的减肥功效。

1　坐在浴凳上，一边接受温水流的冲击，一边用掌心按照顺时针方向轻揉肚脐周围的位置，特别是腹部的左下方，是大肠与直肠的连接点，对这个位置进行刺激能够促进肠蠕动，可改善便秘，消除腹部赘肉。

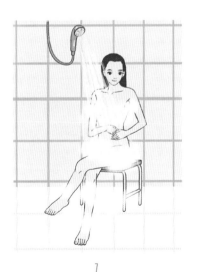

1

2 用食指指腹揉压肚脐周围的水分穴（肚脐上方一指宽处）、外陵穴（肚脐中下1寸，距前正中线2寸），可改善腹部浮肿问题。

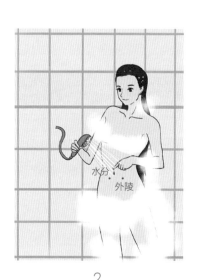

2

3 用双手掌心分别从左右肋骨开始，向下推揉整个腹部，直到大腿根部为止，这个动作能够促进血液和淋巴循环，帮助体内堆积的废物、毒素及多余的水分排出。

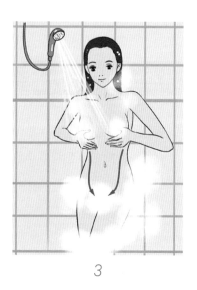

3

4 双手从腋下出发，沿着左右乳房外围向内侧按揉，并可托住乳房下方，向上轻轻推。这个动作可增加乳房的柔韧性，避免乳房松弛、下垂。

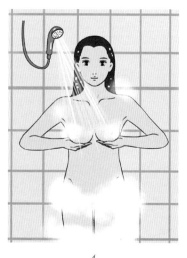

4

5 左手掌心从右肩向下推揉右手臂外侧直至右手指尖，再从右边腋下向下推揉右手臂内侧直到右手指尖，之后换侧进行。这个动作有助于促进血液流动和淋巴循环，可增进肌肤新陈代谢，有纤细手臂的功效。

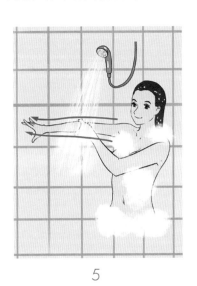

5

6 站在淋浴喷头下，接受温水流冲击的同时，用双手掌心分别贴在左右臀部外侧，由外向内做打圈式的按揉，并有意识地将臀部肌肉向上提。这个动作能够收紧臀部肌肉，消除臀部脂肪，防止臀部下垂。

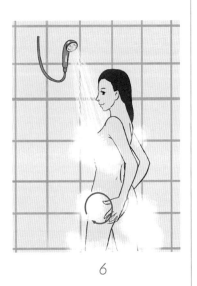

6

7 将左腿踏在浴凳上，用双手掌心从大腿根开始，沿大腿外侧、小腿外侧一直按揉到脚踝，然后按揉大腿内侧、小腿内侧。之后换右腿进行。这个动作能够促进腿部淋巴循环，对于消除下肢水肿非常有效。

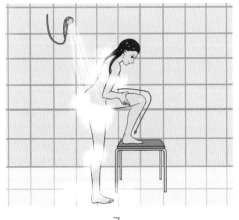

7

注意动作的力度，可以稍微施加力量，但不能过于用力，产生的痛感应在可承受的范围内。为了避免摩擦引起皮肤受损，可以在掌心先涂满沐浴露、润肤霜、精油等再做按揉的动作，也能使肌肤吸收沐浴露中的营养成分，减肥的同时还能帮助美容护肤。

边泡澡边运动

泡澡的时候也是一个减肥的好时机，在水中做做健美操，能够借助水压和浮力增强对全身肌肤的按摩，可以促进汗液分泌和血液循环，加速热量消耗和脂肪分解，达到瘦身的目的。

1 坐在浴缸中，两臂撑在浴缸的两侧，背部靠浴缸边，两腿自然伸直。然后慢慢将两腿举向空中，再弯曲右腿，最后将右腿伸直放入水中，接着换左腿练习，可以连续做 20~30 次，有助于消除下肢水肿，优美腿部线条。

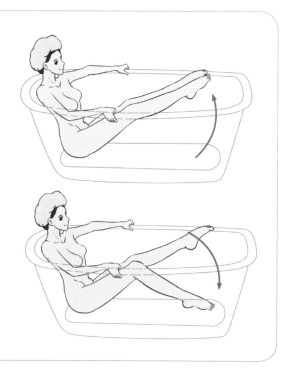

2 坐在浴缸中，两腿自然伸直，两手扶住浴缸沿一侧尽量转体，接着右手向下用力使身体上浮，左手用力将身体推向另一侧再转体，然后反方向练习，连续做 10 次左右，可以消除腰部多余的脂肪和赘肉。

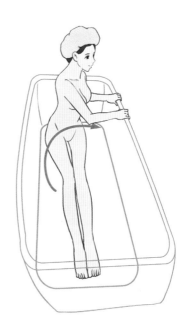

3 坐在浴缸中，将毛巾折叠成布条状，然后手持两端托住后脑勺，两腿自然弯曲。先低头，呼气；后仰头，吸气，可以连续做 20 次左右，有助于收紧颈部肌肉，美化颈部线条。

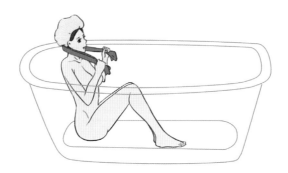

4 坐在浴缸中，两腿伸直。先上举左腿，膝部绷直，并用双手抱住小腿用力压向躯干，停留片刻后复原。再换侧练习，连续做 20 次左右，可以帮助收紧腰腹部的肌肉。

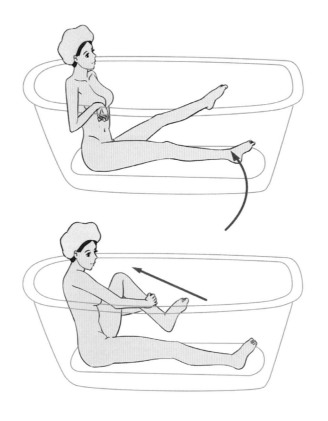

贴心
小提示

在浴缸中做运动要注意保持身体平衡，以免滑倒造成碰伤、扭伤或呛水。为安全起见，尽量选择坐姿锻炼，不要试图在浴缸中站立运动。而且产后新妈妈做这类练习应当谨慎，需待伤口完全好转，身体恢复到较好的状态，方可进行。

产后瘦身不能不游泳

游泳与其他运动相比具有很多优点。例如游泳锻炼是克服水的阻力而不是克服重力，肌肉和关节不易受伤，同样的运动量，水中运动对心脏的负荷要比陆地运动轻。而且游泳是一项有氧运动，锻炼效果是全身性的，运动时身体各部位所承受的浮力、压力十分均匀，肌腱和关节可得到均衡的发展，减少皮下脂肪。新妈妈在产后长期坚持游泳锻炼，不仅能够消除脂肪和赘肉，还能有效调整腹部、臀部、肩背部、腿部、足部、曲线及脊柱生理弯曲，向流线型发展，从而塑造出美好的体形。

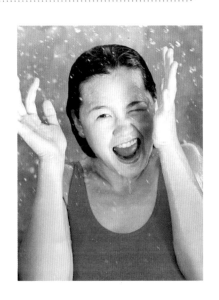

1 产后新妈妈开始游泳的时间

产后新妈妈选择何时"下水"必须非常谨慎。如果在产后不久就开始游泳，子宫尚未完全恢复，在水环境中容易受到细菌感染引起慢性盆腔炎、产后月经不调等妇科疾病，而且游泳时水温过低也会影响血液循环，可引发肌肉疼痛、慢性关节炎等。

因此新妈妈需要根据自己的体质情况来安排游泳训练计划。一般顺产的妈妈在产后3个月以后，剖宫产的妈妈在产后4个月以后再进行游泳，此时妈妈的子宫已经恢复正常，身体功能也大大提高，进行游泳不会损害健康，但也要注意运动量要循序渐进地增加，不要急于求成。

2 练习游泳的方法

初学游泳可以先做陆地练习，比如可以趴在床上练习腿部动作，也可以使腿部肌肉、脚踝得到锻炼，对减肥瘦身也有好处；在进行水中练习时不要急于下水，可以手扶岸边先固定身体做腿部练习，也可支撑在浅水的池底做游泳动作。为了保证动作的准确性，最好在专业人士指导下进行；腿部动作基本掌握之后，可开始做腿和呼吸的配合练习。练习时要特别注意节奏，解决划水和呼吸不配合的问题；掌握了游泳的基本技巧后，就可以在水中做滑行练习，练习时注意身体自然放松，注意体会蹬腿的效果及动作的节奏，待熟练后在进行划臂练习，并逐渐掌握手臂、腿、呼吸的配合技巧。

3 游泳的其他注意事项

练习游泳应当选择安全、正规、卫生的游泳场所，在下水前要注意观察池水是否洁净，并注意不要用公共浴巾、泳衣等，也不要随便乱坐，以避免交叉感染阴道炎。另外游泳前不可空腹，否则易引起低血糖，导致发生晕厥后溺水，非常危险。而且饭后也不宜马上游泳，否则会影响消化功能，易引起胃痉挛、呕吐、腹痛等。在游泳结束后需要及时补水，以免引起脱水。

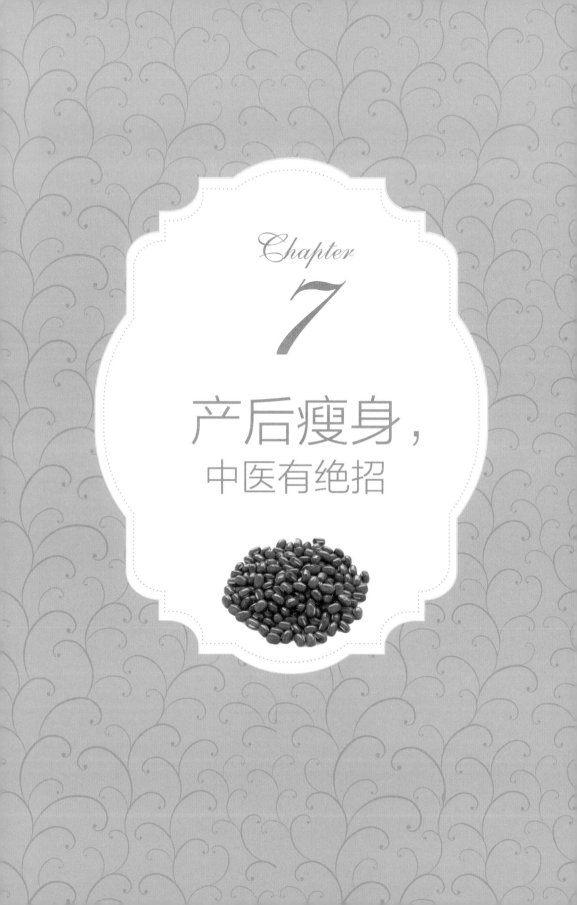

Chapter

7

产后瘦身，
中医有绝招

中医辨证除肥胖

中医认为引起肥胖的原因是人体阴阳平衡失调，引起脏腑虚弱，无力运化饮食中的五谷精微，继而造成痰湿膏脂停滞而形成的。按照具体的成因，中医还将肥胖分为以下几类，新妈妈在制定适合自己的减肥方法之前应当先辨证分型，看看自己更符合哪种类型的肥胖特点。

1 气滞血瘀型肥胖

主要是因为体内气机运行不畅，气虚无力运血，使得血行瘀阻，无力将水谷精微运送到全身各处，造成多余的营养在体内堆积而引起的肥胖。一般产后肥胖多属于这种类型，表现为食欲正常，四肢比较纤细但小腹饱满突出，而且往往有腹痛、月经不调、经血色暗有血块等情况。这类肥胖患者，平时要注意少吃冰冻的饮食，可以适当吃些黑木耳、山楂、红花之类有补血化瘀功效的食物，同时可以按摩一些影响血液循环的穴位如三阴交、足三里、血海等。

2 脾胃气虚型肥胖

主要是饮食没有节制，经常暴饮暴食，导致脘腹胀满，脾胃功能低下，无法彻底地消化食物，使得食物中的脂肪及废物在体内大量积聚，引起肥胖。一般还会伴有食欲减退、精神疲惫、四肢乏力等、尿频、大便溏泄等症状。对于这类肥胖应主要从控制饮食入手，也可借助耳针或针灸神门穴抑制食欲，减少热量摄取。

3 肝郁气滞型肥胖

主要是因为压力过大、情绪不良等多种因素引起肝疏泄功能失调，使得运化失常而引起的肥胖。一般这种类型的肥胖者还会有失眠多梦、抑郁易怒、月经不调、耳鸣眩晕等症状。对于这类肥胖要从调理情绪入手，多参加些有助于转换心情的文娱活动或体育活动，平时可以通过泡澡等方法来放松身心，还可以针灸肝经穴位太冲穴、太溪穴等，切勿一遇到不愉快的事就吃甜食来纾解压力。

4 痰湿水肿型肥胖

主要是外感或内因等因素引起饮食中的水湿停滞成为痰浊，并进一步影响体内气机输布，造成气滞，使得湿阻更加严重而引起的肥胖。这类肥胖者往往有肌肉松软、容易疲倦、四肢浮肿、身体黏腻不爽的情况。对此可以适当吃一些有利水去湿功效的食物如薏仁、冬瓜、红豆等，并可针灸一些影响水液循环的穴位如足三里、三阴交等。

按摩

中医按摩也叫推拿，是通过推、拿、按、摩、揉、捏、点、拍等多种手法作用于特定的腧穴，达到疏通经络、行气活血等疗效。中医按摩对产后减肥也很有帮助，借助正确的手法按摩，能够促进新陈代谢，改善血液循环，提高内脏功能，从而能够更好地运化饮食中的水谷精微，减少皮下脂肪、废物、多余水分等的积聚，在健康养生的前提下达到瘦身美体的目的。

动作
步骤

1 双掌重叠或单掌按压在**中脘穴**（位于胸骨下端和肚脐连接线的中点）上，按顺时针或逆时针方向缓慢绕圈推动50~100次，可健脾化湿、利尿去肿，特别适合痰湿水肿型肥胖。

2 用双手大拇指指腹按揉两侧**带脉穴**（位于侧腹部，肚脐的平行线上）1~2分钟，可促进肠道蠕动、改善便秘，减少小腹赘肉生成。

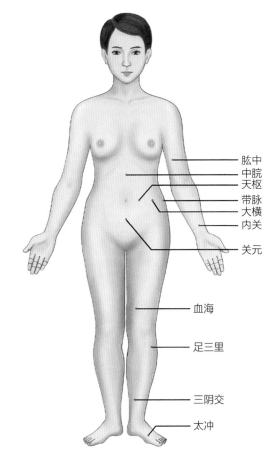

肱中
中脘
天枢
带脉
大横
内关
关元

血海

足三里

三阴交

太冲

3 用手掌有节律地按摩**关元穴**（位于肚脐垂直下方3寸处）10分钟，可缓解腹胀、便秘，帮助消除腹部脂肪。

4 用双手食指指腹同时按揉两侧**天枢穴**（位于肚脐左右两边各三指宽处）100次，可促进肠道蠕动，改善便秘，消除腹部赘肉。

5 用双手食指指腹同时按压**大横穴**（肚脐旁开4寸处）100次，可促进脾胃运化，帮助通便排毒，消除腰腹赘肉，对脾胃气虚型肥胖特别有效。

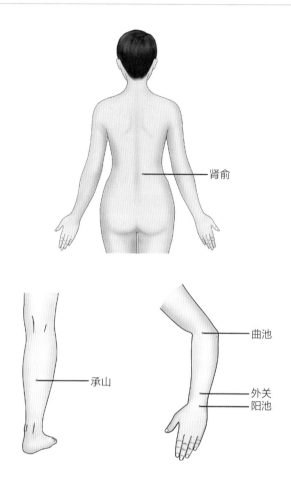

肾俞

承山

曲池

外关
阳池

6 双手掌心摩擦肾俞穴（位于第2腰椎向外侧偏两指处）10分钟，能够有效调节身体的新陈代谢，帮助排出体内多余的水分，消除浮肿。

7 用大拇指指腹分别按压两侧足三里穴（位于外膝眼下方约三横指处）100次，有助疏通经络，消除小腿浮肿，美化腿部线条。

8 用大拇指指腹点揉血海穴（大腿内侧，膝盖内侧端向上2寸）3分钟，可改善腿部血液循环，消除腿部脂肪，对气滞血瘀型肥胖有效。

9 用大拇指关节按压**承山穴**(位于膝盖后窝中央到脚跟连线的中点)5分钟，可改善腿部血液循环，消除小腿上的脂肪，收紧小腿肌肉。

10 用大拇指指腹分别按压两侧**三阴交穴**(位于脚踝内侧突起向上三横指处)15分钟，可促进血液循环，缓解下肢静脉曲张和浮肿。

11 用大拇指指腹按住**太冲穴**(位于脚上第1、2脚趾结合处之前的凹陷点)10秒，可疏肝理气、缓解压力，帮助肝脏排毒，对于肝郁气滞型的肥胖有明显效果。

12 用大拇指指腹按住**阳池穴**(位于手腕背部横纹中，指伸肌腱的尺侧凹陷处)10秒，可加速手臂血液循环，促进淋巴新陈代谢，帮助排毒和纤细手臂。

13 用大拇指指腹按住**内关穴**(位于手腕内侧向下两指处)10秒，可活血化瘀，加速体内新陈代谢，对气滞血瘀型的肥胖有效。

14 用大拇指指腹按住**曲池穴**(位于手肘弯曲形成细纹的外侧凹陷处)10秒，可促进血液循环，缓解便秘，并可收紧手臂肌肉，美化手臂线条。

15 用大拇指指腹按压**肱中穴**(位于大臂内侧，腋窝下与手肘中间点)，并作打圈按摩10秒，可加速新陈代谢，帮助分解脂肪、排出毒素，能够起到消除"麒麟臂"的功效。

16 用大拇指指腹点按**外关穴**(位于小臂背侧，手腕向上2寸，两个骨头中间的夹缝里)，可以疏通手臂经络，改善血液循环，消除手臂脂肪，美化手臂线条。

进行穴位按摩之前最好先咨询专业的中医师帮助辨穴，以免穴位不准对身体造成伤害。对于按摩的手法和力度也需先向专业人士请教，并不是用力越大越好，一般按摩时只要感到按摩部位有微微酸胀的感觉即可，而且力度最好轻重交替，可顺应血管收缩的需要，达到最佳瘦身效果。此外需要提醒的是，产后3个月内不宜接受按摩，在月经期间也应禁止按摩，否则会加速子宫内血液循环，不利于子宫修复愈合，容易导致细菌侵入而诱发多种妇科病。

刮痧

　　刮痧是一种中医传统自然疗法，是通过专门的刮痧工具和正确的手法，在皮肤表面进行反复刮、擦，使皮肤局部出现暗红色甚至青黑色的点状或成片的"痧"。这个过程能够活血化瘀、疏通经络、清热解毒，加速身体新陈代谢，消除局部的脂肪和体内多余的水分，达到减肥的目的。

刮痧的工具

　　刮痧所用的刮痧板材质以牛角为最佳，也可以用玉质、石质、木质的刮痧板。为了便于手指拿捏，刮痧板形状以长方形为好，厚度适中，不能太薄，而且边缘须非常圆润光滑，以免刮痧时划破皮肤引起感染。另外在刮痧时还要准备刮痧油或润肤液等涂在要刮的部位，能够起到保护皮肤的作用。

刮痧减肥的方法

　　（1）头部刮痧不需涂抹刮痧油，最好用刮痧梳而不是刮痧板来进行。可以从上到下先刮梳头部两侧，再刮梳头顶到前发际，然后从头顶向后刮到后发际。在刮的过程中用力要平均，速度要适中，刮至头皮有发热感为止。

　　（2）面部刮痧可由内向外按肌肉走向刮拭前额、眼周围、面颊、鼻子、口周围、下颌，手法宜轻，不要大面积刮擦，以免出痧影响美观，刮前可涂些面部专用的润肤乳液，刮痧完毕要用热毛巾敷面。

（3）胸部刮痧可以胸部正中线为界，用刮板边缘由内向外沿着肋骨走向刮擦，注意不要刮到乳头。刮时刮板与皮肤表面夹角小于45度，用力要轻柔，速度宜慢。

（4）背部刮痧可沿背部正中线由上向下刮擦，刮好再刮背部两侧的膀胱经。刮时刮板与皮肤表面夹角小于45度，用力不宜过大。

（5）手臂刮痧先从手臂内侧开始由上而下刮擦，再刮擦手臂外侧，力度由轻到重。

（6）腿部刮痧先用刮板的棱角点按膝盖窝，再从上向下刮擦大腿内侧，一直刮到脚踝。然后从上到下刮擦大腿外侧到脚踝。如果有下肢静脉曲张、水肿的情况，应从下向上改变方向刮擦。

"出痧"与健康

一般常用出痧的颜色来判断身体的健康，认为出痧颜色浅说明病症在肌肤，尚不严重，而出痧颜色越深则说明病症越重，甚至可能已侵入脏腑。但实际上是否出痧和出痧的颜色会受到多种因素的影响。比如，实证、热证要比虚证、寒证容易出痧，体形干瘦的人比体形丰满的人容易出痧，室温高时比气温低时容易出痧；另外，个人的体质、刮痧前的服药情况等也会对出痧有影响。

因此，在刮痧时不必一味追求出痧。一般所刮的部位皮肤出现微红或紫红色的"痧"就可以停止，如果大力长时间刮痧，不仅疼痛难忍，还可能造成皮肤损伤。对于减肥刮痧则只要求刮过的部位汗毛张开，达到疏泄排毒的目的就足够了。

刮痧注意事项

产后新妈妈身体还比较虚弱，不宜大面积刮痧，每次只选刮1~2个部位，每个部位刮3~5分钟，总时长不超过20分钟，每周刮1次即可。如果刮痧时出现头晕、心慌、大量出冷汗、恶心、呕吐等症状应立即停止。

刮痧后应当及时喝温开水以补充消耗的水分，并可促进新陈代谢，帮助废物排出，使减肥的功效更佳。如果刮痧后想要洗澡则须等皮肤毛孔充分闭合之后，一般是刮痧后4个小时以后才能洗澡，而且要注意保暖。

艾灸

艾灸就是点燃用艾叶制成的艾炷、艾条等，熏烤刺激人体穴位的一种自然疗法。艾灸能够温经散寒、行气通络，提升脏腑功能，对气滞血瘀型的产后肥胖非常有效。而且艾灸可促进胃肠蠕动、改善便秘、帮助排出体内积存的废物和毒素，减少脂肪的吸收，因而有很好的瘦身功效。

1 艾灸的工具

艾灸工具有艾灸盒、艾灸罐、艾条、艾炷等。可以根据自己的情况酌情配备。艾灸盒与皮肤接触面积较小，盒壁温度比较适中，不会烫伤皮肤，使用比较安全方便。艾灸罐则适合做面积较大的艾灸。如果仅是做悬灸，也可以直接手持艾条，一般选用质量好一些的艾条，艾绒纯度较高、颜色细腻发黄、点燃后烟气也较温和不会刺激鼻腔。

2 艾灸减肥的方法

艾灸的方法很多，有直接在皮肤上施灸的直接灸，也有用药物将艾炷与施灸部位皮肤隔开的间接灸，还有比较温和的悬灸等方法。对于产后减肥最适宜的是悬灸，操作时不直接接触皮肤，对皮肤没有伤害。

悬灸时将艾条的一端点燃，离开皮肤约 3 厘米熏烤有减肥作用的腧穴如**中脘穴**、**神阙穴**、**关元穴**、**大横穴**、**脾俞穴**、**肾俞穴**、**足三里穴**、**三阴交穴**、**丰隆穴**等，每个腧穴灸 5~7 分钟，以皮肤有温热感、出现红晕为度，而且自我感觉温热舒畅、经久不消。每次悬灸可选 4~5 个腧穴进行，总时长不要超过 30 分钟，可隔天进行一次，夏季宜减少次数，防止上火伤阴。冬季可以增加次数，以帮助通经去寒。

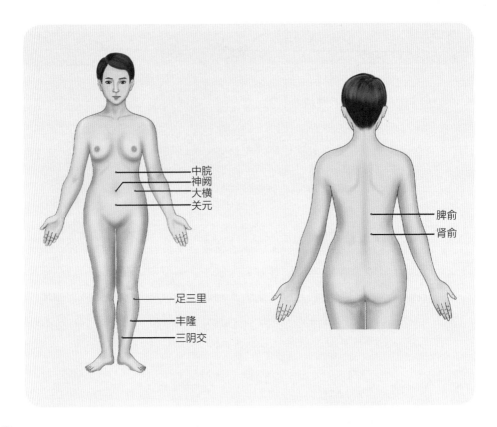

中脘
神阙
大横
关元

脾俞
肾俞

足三里
丰隆
三阴交

3　艾灸的注意事项

　　点燃艾灸熏烤时要注意避免局部皮肤烫伤或烧着衣服。另外,在空腹、饱腹、大汗淋漓、身体极度疲劳、月经期间不要进行艾灸,而且灸时应避开大血管处、关节部位、心脏部位等,如果出现头晕眼花、恶心多汗、心慌等情况时应马上停止。如果艾灸后感觉口干舌燥,可以多喝些温白开水,以补充水分,避免上火。

针刺减肥

　　针刺是在人体某些穴位用针刺入来刺激经络血气运行,达到影响脏腑功能的目的。产后新妈妈常有内分泌紊乱、脂肪代谢失去平衡的情况,也是引起发胖的重要因素,通过针刺减肥法可以调理内分泌和代谢功能，使胰岛素等激素分泌恢复正常，并可促进新陈代谢，增进脂肪分解，达到减肥降脂的效果。并且针刺还能调理胃肠功能，有助于减少食欲、改善便秘，对于产后瘦身可谓好处良多。

1 针刺减肥的方法

针刺减肥可有耳针法、体针法、足针法、腕踝针法等。在治疗前应由专业中医师通过"望闻问切"的方法来判断个人体质，再根据肥胖的部位来选择具体的方法。以耳针为例，中医师每次会选取对应口、食道、十二指肠、饥点、内分泌、脑、胃的耳穴 1~2 穴，双侧耳交替在穴位上理豆贴敷。每周耳针贴敷 2~3 次，10 次为一个疗程，而每次疗程间隔 5~7 天。

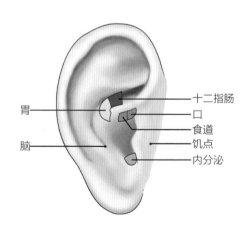

胃
脑
十二指肠
口
食道
饥点
内分泌

2 针刺减肥时的身体反应

在行针的过程中人体会产生酸、麻痹、胀痛的感觉，这些都是正常的。只要放松身体，使肌肉不紧张，痛感会逐渐减轻，而且针刺用针不同于普通的缝衣针，是细而质软的，在治疗的时候，克服了紧张情绪后感觉会很习惯。在针刺治疗后，可能会有厌食、口渴、大小便次数增多、疲劳等反应，这均属于正常现象，是机体内在功能调整的表现，随着针刺疗程的继续会逐渐缓解。但如果在针刺中出现眩晕、疼痛、恶心等晕针的症状，则属于不良反应，应立即中断治疗，防止发生危险。

3　针刺减肥的注意事项

针刺时所用的针和器械都应经过严格消毒才能使用，而且针刺前还要接受专业检查，告知病史，像血小板过低和金属过敏等情况就不宜进行，另外，行针过程中可能会有晕针甚至休克的情况出现，需要紧急抢救处理，所以接受针刺减肥一定要到正规的专业医疗机构，由拥有执业资格证的中医师来进行。

此外，针刺减肥还要配合饮食调理才能达到理想的效果，所以产后新妈妈应当在宝宝断奶后再接受治疗，以免影响乳汁的营养成分。而且月经期间也不能进行，否则会使月经量异常增多。

拔罐

拔罐是将杯、罐等工具内空气抽尽而产生负压，使其紧紧贴附在皮肤表面形成局部瘀血后再拔除，以刺激腧穴、调整经络的一种中医疗法。拔罐能够加强脏腑的功能，促进新陈代谢，调整内分泌功能，改善全身血液循环。拔罐时更可产生强大的吸力，使皮肤毛孔充分扩张，刺激汗液皮脂分泌，将积存在体内的脂肪、废物、多余的水分等一同带出，对于产后肥胖非常有效。另外，拔罐还能刺激神经系统，降低过于旺盛的食欲，如果适当配合节食，减肥的效果会更好，而且不易反弹。

① 拔罐减肥的部位

拔罐可重点刺激背部的夹脊穴、脾俞穴、三焦俞穴，腹部的天枢穴、大横穴、气海穴和关元穴，腿部的梁丘穴、足三里穴、丰隆穴和血海穴，足部的公孙穴等。除此以外，还可以对身体脂肪较厚、血管较少的地方拔罐，但应当选择在皮肤光滑的部位，避免在皮肤有褶皱、伤疤等处和骨关节处施行。

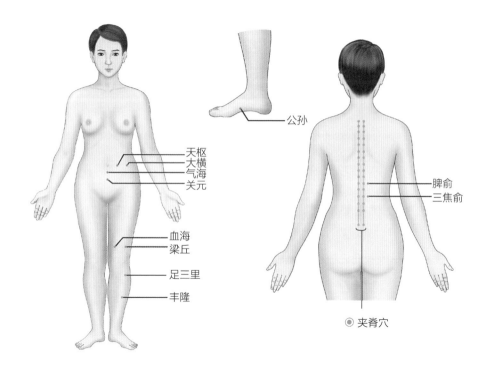

② 拔罐减肥的方法

拔罐时可选用玻璃瓶、陶瓷杯等，杯口宜厚而光滑，以免损伤皮肤。一般用闪火法（即用铁镊夹住易燃物，点燃后在火罐内壁稍作短暂停留后，迅速退出并及时将罐扣在要拔罐的部位上），留罐10~15分钟，每周可做2~3次。拔罐时应根据所拔部位平躺或俯卧在床上，不可乱动，以免罐子坠落。

在拔除罐子时，不要强行拉扯。为了减少疼痛感，可以用一只手将罐子倾斜，另一只手压迫罐子下的皮肤，形成空隙使空气进入罐子，就能轻松拔掉了。

③ 罐印的颜色与健康

一般人们常以拔罐后皮肤表面留下的不同颜色罐印，来判断自身体质和身体状况。比如拔罐后皮肤发紫、有斑块，认为是体内有瘀血阻滞的情况，而皮肤发白说明是体内湿气大。如果罐印处皮肤呈现鲜艳的红色，认为是有阴虚火旺的情况。但这也并非绝对，实际上罐印颜色的深浅还与拔罐的时间长短、皮肤所受到负压的力度强弱等多种因素有关，例如拔罐时由于毛细血管破裂，罐印会发红，如果拔罐时间过长，出血时间长，罐印也会呈现出暗紫色，因此单凭罐印的颜色是无法准确判断身体健康情况的，具体还要根据自己其他的日常体征来综合判断。

④ 拔罐注意事项

用火罐时应注意不要烫伤皮肤，也不要长时间留罐，以免皮肤灼伤起水疱，还可能会引起皮肤感染。而且拔罐也不宜过于频繁，否则反而会因"疏泄"过度而使体质下降，让人容易感到疲劳、畏寒，还可能引起腰酸、腹泻等症。另外，有贫血、心脏病、皮肤过敏、湿疹、感冒、腹泻、月经期间、疲劳过度等情况都不能进行拔罐减肥，否则容易产生头晕、恶心、心慌、大汗淋漓等不适感。产后新妈妈应在产后3个月以后，身体恢复较好时再接受拔罐，而且拔罐时应选择小口径的罐子，拔罐数目要少，距离要远，操作时应特别慎重。

图书在版编目（CIP）数据

产后瘦身全攻略 / 徐萍，贾清华主编 . — 北京：
中国医药科技出版社，2018.8
（宝贝计划系列）
ISBN 978-7-5214-0313-8

Ⅰ．①产⋯　Ⅱ．①徐⋯ ②贾⋯　Ⅲ．①产妇—
减肥—基本知识　Ⅳ．① R161

中国版本图书馆 CIP 数据核字（2018）第 110976 号

美术编辑　陈君杞

版式设计　锋尚设计

出版	中国健康传媒集团 | 中国医药科技出版社
地址	北京市海淀区文慧园北路甲 22 号
邮编	100082
电话	发行：010-62227427　邮购：010-62236938
网址	www.cmstp.com
规格	710×1000mm　$^1/_{16}$
印张	15$^1/_2$
字数	223 千字
版次	2018 年 8 月第 1 版
印次	2018 年 8 月第 1 次印刷
印刷	北京盛通印刷股份有限公司
经销	全国各地新华书店
书号	ISBN 978-7-5214-0313-8
定价	48.00 元